ECZEMA

湿疹
复原方案

改善率高达89%的突破性饮食计划

〔澳〕卡伦·费希尔◎著　郭　欣◎译

北京科学技术出版社

本书资料仅供参考之用，不能替代医生的建议和护理，您应该在使用本书介绍的方法前咨询医生。作者和出版方不承担任何可能因使用本书中包含的信息而产生不良影响的责任。

This translation published by arrangement with Exisle Publishing Ltd
Text Copyright © KAREN FISCHER
Simplified Chinese translation copyright © 2022 by Beijing Science and Technology Publishing Co., Ltd.

著作权合同登记号　图字：01-2022-5093

图书在版编目（CIP）数据

湿疹复原方案 ：改善率高达 89% 的突破性饮食计划 /（澳）卡伦·费希尔著 ；郭欣译 . —北京：北京科学技术出版社，2022.12（2025.3重印）

书名原文：The Eczema Detox

ISBN 978-7-5714-2628-6

Ⅰ.①湿… Ⅱ.①卡… ②郭… Ⅲ.①湿疹－营养卫生 Ⅳ.① R758.23

中国版本图书馆 CIP 数据核字（2022）第 192430 号

策划编辑：杨　迪	电　　话：0086-10-66135495（总编室）		
责任编辑：李雪晖	0086-10-66113227（发行部）		
封面设计：异一设计	网　　址：www.bkydw.cn		
图文制作：天露霖文化	印　　刷：天津联城印刷有限公司		
责任印制：吕　越	开　　本：720 mm × 1000 mm　1/16		
出 版 人：曾庆宇	字　　数：220 千字		
出版发行：北京科学技术出版社	印　　张：12.75		
社　　址：北京西直门南大街 16 号	版　　次：2022 年 12 月第 1 版		
邮政编码：100035	印　　次：2025 年 3 月第 2 次印刷		
ISBN 978-7-5714-2628-6			

定　　价：79.00 元

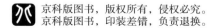

目　录

序言

我家里有一位纯素食者、一位鱼素食者和一位对含水杨酸盐食物、乳制品和大豆敏感的肉食爱好者，所以我完全明白你的感受。我知道当有家庭成员被诊断出患有湿疹和食物不耐受后，会给整个家庭带来诸多不便，我理解当被告知要禁食一些自己很喜欢却对身体有害的食物时的无奈。让一个烹饪新手下厨比让他做其他家务更令人头痛。不过令人高兴的是，在改变饮食习惯后，我和我的家人不再遭受皮肤问题的困扰，我的孩子也更加平静和快乐了。

由于患有重度手部皮炎和其他一系列皮肤问题，青少年时期的我充满了压力，经历了各种尴尬的事，大部分时间里我都觉得非常疲倦和烦躁不安。然而那时的我并不知道，我吃的食物才是罪魁祸首。而且曾经的我饮食挑剔，每天只吃奶昔、烤面包、肉和固定的 3 种蔬菜或肉酱意大利面，每晚都会吃冰激凌。我以为的健康饮食是每天喝近 1 升的牛奶和好几碗调味酸奶。但是我不知道的是，其实茶和巧克力（含咖啡因）会导致我的身体疼痛，我对乳制品不耐受，同时我体内还缺乏多种营养物质。

在我二十八九岁的时候，我才知道原来我对一些化学物质敏感。在一次为去除房间里的跳蚤而使用杀虫剂后，我患上了银屑病，我身体一半以上的皮肤都被波及了；在一次用漱口水漱口接触了阿司匹林后，我因喉咙肿胀被送往医院，我才知道我对一种名为水杨酸盐的化学物质也很敏感。在经过数次检查和测试后，我的医生建议我吃得更健康、加强运动。但起初我对此持怀疑态度，因为在我做出任何与健康有关的改变之前，我需要先了解其中的科学依据，要有大量证据支持我才会做出改变。所以在那之后，我通过学习成为一名合格的营养师，然后我攻读了健康科学学位，阅读了我能够找到的所有与饮食和自然疗法有关的书。最终，我成功地改变了自己的饮食。做出改变在一开始很困难，要知道我以前从未吃过沙拉；然而这种改变的结果是惊人的，我有生以来第一次拥有清透、有光泽的肌肤。

在我学习期间的某堂营养生物化学课上，我发现了可以解决水杨酸盐不耐受的方法，这是我人生的高光时刻。这一发现不仅让我解决了我皮肤的敏感问题，最终也让我的孩子在未来免于湿疹的困扰。

我的女儿艾娃在她刚出生 2 周的时候就被诊断患上了湿疹。当她 10 个月大的时候，当地早教中心的一位之前见过艾娃的护士惊呼："你的孩子竟也得了湿疹吗？"我想：这样说可真是不礼貌啊，湿疹可是一种遗传病，我能有什么办法？虽然我是一名营养师，可那时除了可的松乳膏和其他软膏外，我没有考虑过为艾娃寻找其他治疗方案。当护士提到艾娃可能对"水杨酸盐敏感"时，我想起了我的发现，我知道该如何解决了。

由于艾娃还不到 1 岁，我没有在一开始就让她服用膳食补充剂，而是让她实行标准的低水杨酸盐饮食。有一天，对自己与周围朋友的饮食差别愈发不满的艾娃在朋友的生日聚会上吃了一些含水杨酸盐的食物，湿疹在她的手臂、腿和脸上又复发了，看来她的湿疹还很顽固。在她 2 岁的时候，我认为是时候为她设计一个既保证低水杨酸盐含量又健康的饮食方案了。我希望全新的饮食可以让她的身体更强壮，同时让她对一些食物不再那么敏感，最终可以吃更多种类的食物。令我惊讶和兴奋的是，2 个月后，艾娃的湿疹完全消失了，她的皮肤看起来很光滑、健康，她不再需要涂抹外用类固醇药物了。

朋友和家人都说艾娃的湿疹痊愈了。我觉得他们也许是对的，于是不再控制艾娃的饮食，然而她的湿疹又复发了。当我让她恢复之前的饮食后，她的湿疹又一次消失了。虽然这个饮食计划需要付出大量的时间和耐心，但最终的结果令我们很满意——艾娃可以放心地吃更多种类的食物而不用担心湿疹会复发了。最让人开心的是，她不再对尘螨或核桃敏感，她可以抚摸家里的猫咪，可以在游泳池加氯消毒过的水里游泳而不必担心皮肤发炎了。

湿疹排毒方案

我将在本书中告诉你的内容可能与你在互联网上看到的建议大不相同。事实上，我的一些建议甚至可能与你原本认为对皮肤有益的观点相冲突。但是你最终会发现，我所提供的饮食方案就像是为你量身定制的，并且我的建议都是有科学依据的。

因此，如果你已经尝试了各种健康饮食计划，但仍然饱受湿疹的困扰，那么我希望你可以对各种方法都持开放的态度。此外，最好不要将你正在实行的湿疹治疗方案或营养补充计划与本书中介绍的饮食方案同时实行，因为这可能会影响最终的效果。你可以选择先完成你此时正在进行的方案或计划，看看疗效如何。如果你的湿疹没有痊愈，那么停止之前的治疗方案，试试本书中介绍的方案吧。

在此我还想说明的是，本书中介绍的各种方案并不像抗组胺药那样是用来暂时抑制症状的。当你试图用人工合成药物或天然药物来掩盖身体发出的呼救声时，伴随而来的症状会一次又一次地出现，而且往往以另一种形式，如哮喘或花粉症出现。因此，与其依靠药物抑制症状，不如根据本书中的内容先做一些"侦查工作"，找出刺激皮肤的"元凶"，然后给身体一些时间，由内而外地治愈湿疹。如果在完成这些方案后，你仍然存在某些皮肤问题，请阅读第十二章的内容。有时候你需要进行更深入的探索来发现哪些食物可能会持续引起皮肤问题。

> 我知道你可能迫切希望尽快消除皮肤发炎造成的尴尬和沮丧，但是请耐心等待。持续实行本书中介绍的方案至少 3 个月，以获得最佳效果。

皮肤瘙痒的孩子可能也是挑食的孩子

如果你的孩子患有湿疹，请鼓励他们成为"食物侦探"，并记录让他们"发痒的食物"和"快乐的食物"（不会导致瘙痒的食物）。让记录活动成为一个游戏，鼓励他们写一本食物侦探日记，让他们参与到湿疹治疗的过程中。

我明白试图改变孩子的饮食有多艰辛。事实上，我家有两个极度挑食的孩子，他们都非常倔强且意志坚定，但就是这样的孩子我都能改变他们的饮食习惯，我相信你也可以做到。

过敏测试

如果你做过食物过敏测试，那很好。这是一个好的开始，但大多数过敏测试都无法测试出所有过敏原，也无法筛查出你是否有化学物质不耐受，且过敏测试的结果可能不准确。这本书将告诉你如何准确判断自己对食物的反应，这样你就能清楚地知道为了摆脱湿疹自己可以吃什么、不能吃什么。

其他炎症性皮肤病

本书中介绍的饮食方案也有助于治疗湿疹之外的其他炎症性皮肤病，如银屑病、酒渣鼻和外用类固醇戒断综合征。

膳食补充剂

我完全同意患有顽固性皮肤病的人需要摄入额外的营养来帮助他们解决皮肤问题的观点。皮肤病在最开始通常是由潜在的营养缺乏引起的，但是用于治疗皮肤病的药物往往掩盖了营养缺乏的问题。为了对抗皮肤病和精神压力，人体也需要不断消耗营养，普通意义上的健康饮食往往不足以维持皮肤健康。皮肤病还可能由消化不良、遗传因素、脂肪肝或其他身体健康问题引发。然而无论你是哪种情况，服用膳食补充剂都能加速皮肤的修复。

记录你的进步

皮肤病问题改善之后，你很容易忘记自己之前的皮肤炎症有多严重。我曾经接到一位女士的电话，抱怨她儿子实行饮食方案 1 个月后皮肤状况没有得到一点改善。我查看了她儿子治疗前的照片，照片显示他的背部几乎分布了大约 30 条红色肿痕，而最新的照片显示他的背上只有大约 20 个小红点。虽然它们仍然很痒，但就大小和数量而言，其皮肤问题已经大大好转。我告诉这位母亲，她儿子要想彻底摆脱湿疹，可能需要不止 1 个月的时间，并表示她儿子的治疗已经取得了惊人的效果，希望他们可以继续坚持治疗。我在本书的最后附上了一位患者患处治疗前和治疗后的照片（第 201 页），借此告诉大家实行本书中的方案可以产生的改变。

常见问题

"如果我实行本书中的其中一个方案，我的皮肤需要多久才能好转？"

如果你刚患湿疹不久，可能只需要几周的时间；但如果你已经被皮肤问题困扰了几十年，那么可能需要几个月的时间。能够下定决心坚持实行这个方案的人通常会在 8 ~ 12 周内看到效果。当然，想要知道这个答案的唯一方法就是开始行动，亲自实践。

有一个很方便的估算方法，可以用来计算你可能需要多长时间来解决皮肤问题。患皮肤病 1 年，要花 1 个月的时间才能康复，患皮肤病的时间每增加 1 年，康复时间就需要增加 1 个月。例如，如果你在过去的 10 年中一直患有湿疹，那么可能需要长达 10 个月的时间才能摆脱湿疹的困扰；如果你患银屑病的时间不到 1 年，那么 1 个月后你的皮肤便可能变得白净；一个刚患湿疹的 1 周岁婴儿的皮肤可能在一两周内就会好转……此外，康复的速度还取决于你愿意为健康做出的改变和实行本书中方案的决心到底有多大。

我的一些患者患有严重的长期湿疹，在长达 1 年的时间里进行多次复诊后，他们的湿疹有了极大的好转，他们对重新拥有柔软的皮肤感到兴奋不已。正在读这本书的你也可以拥有这样喜人的变化——关键是要确定哪些食物和化学物质是你皮肤问题的诱因，同时用营养物质滋养你的身体并增强肝脏的排毒功能。有些人轻轻松松就能找到自己的致敏食物，而有些人则需要尝试不同方案并进行进一步排查才能找到。不管你是哪种情况，只要坚持下去，你的皮肤一定能如你所愿发生好转。

"排毒是什么意思？"

定期"排毒"是一种机体自我清理的过程，你可以在一段时间内戒掉各种不健康的食物和饮料，以减少毒素、饱和脂肪酸和乳制品的摄入量。

实行本书中的方案可减少你摄入的天然化学物质（如水杨酸盐和胺）的水平，使你的肝脏免受化学物质过载的影响。当你摄入的化学物质的水平超过肝脏的排毒能力时，就会发生化学物质过载的情况。你接触的化学物质（通过护肤品、清洁剂和饮食）越多，便需要消耗更多的维生素和矿物质来帮助肝脏分解这些化学物质。实行本书中的方案，以纠正你体内的这种情况。

Part 1

第一部分

做好准备

第一章
食物也会"咬人"：什么是化学物质不耐受？

"如果你不确定自己是否对化学物质不耐受，请食用水果和蔬菜。"这似乎是个很好的建议，但水果和蔬菜中含有各类被称为"水杨酸盐"的全天然植物化学物质，就像其他会"咬人"的植物一样，水杨酸盐是植物在自然进化过程中产生的用于对抗捕食者的武器。许多人对水杨酸盐不耐受，以至于他们不仅会对相关药物产生不良反应，对富含水杨酸盐的水果、蔬菜等食物也会产生不良反应。

韦斯顿·普赖斯博士

你可能听说过化学物质敏感或化学物质不耐受。如果你对化学物质不耐受，你可能会对香水、日常清洁剂和游泳池水中的氯产生不良反应，也可能会对人工合成色素、人工合成香料和防腐剂不耐受。许多健康意识比较强的湿疹患者会避免接触人工添加剂和日常清洁剂，并认为自己过着一种低水平化学物质暴露的生活。他们还会避免食用含乳糖的乳制品，可他们的湿疹并没有因此而消退。湿疹持续存在通常可归因于饮食中的天然化学物质。澳大利亚悉尼皇家阿尔弗雷德王子医院过敏科的研究显示，湿疹患者很可能会对一种名为"水杨酸盐"的天然化学物质产生不良反应，而对防腐剂、人工合成色素、胺、硝酸盐、味精（主要成分是谷氨酸盐）及其他谷氨酸盐产生反应的可能性则相对较小。

水杨酸盐不耐受

水杨酸盐是植物产生的用于自我保护的天然除害剂，有机水果和蔬菜在受到害虫侵袭时会产生更多的水杨酸盐，以起威慑作用。水杨酸盐也是一种天然的防腐剂——难怪有些人摄入后会产生不良反应！人类每日正常的健康饮食中水杨酸盐的含量可高达 200 毫克，番茄、牛油果、柑橘类水果、茶和坚果等食物中都含有水杨酸盐。湿疹和其他炎症性皮肤病患者往往没有意识到自己对水杨酸盐不耐受，因此会一直摄入水杨酸盐而常年饱受皮肤病的困扰。

首例水杨酸盐不耐受的病例于 1902 年被报道，一名患者服用了一种叫作阿司匹林（一种水杨酸类药物）的新药后出现了危及生命的荨麻疹。因摄入水杨酸盐而导致哮喘发作的病例于 1919 年被首次报道。1920 年，数名哮喘患者在服用阿司匹林后不幸死亡。1970 年，本·范戈尔德博士经研究发现，食物中的水杨酸盐会导致儿童过度活跃，导致一些儿童在学校学习成绩不佳。直到 1980 年，来自澳大利亚悉尼皇家阿尔弗雷德王子医院过敏科的研究人员劳博勒和斯温，才证实了水杨酸盐敏感性与湿疹之间的联系。

相关研究

表格中列出了有相关疾病或问题的受试者在接受水杨酸盐不耐受测试后产生不良反应的比例。

湿疹	52%
荨麻疹	62% ~ 75%
肠易激综合征	69%
行为问题（如注意缺陷多动障碍、有攻击行为等——大多是男性）	74%
全身性问题（如嗜睡、偏头痛等——主要是女性）	74%

根据韦斯顿·普赖斯博士的说法，当体内的花生四烯酸被转化成炎症化学物质白三烯时，人就会对水杨酸盐产生反应——这个过程会导致血管扩张、支气管狭窄和黏液产生。水杨酸盐在体内具有累积效应，随着时间的推移，它们会在体内慢慢

积累。

如果你看过无数次医生，尝试过数十种疗法、饮食法和药膏，但仍然没能消除湿疹，那么说明你很可能对某种化学物质不耐受。如果你对水杨酸盐不耐受，那么在实行低水杨酸盐饮食法之前，很难根除湿疹。

症状

水杨酸盐不耐受的症状多种多样。并非所有的症状都会出现在同一个人身上。不同的人会表现出不同的症状，症状的严重程度也各不相同。耳鸣通常是水杨酸盐不耐受成年患者身上出现的第一个症状。

下面是水杨酸盐不耐受患者可能会出现的一些症状。

皮肤问题：

湿疹（包括严重湿疹）　　　　面部潮红

皮肤敏感　　　　　　　　　　银屑病

红斑痤疮　　　　　　　　　　荨麻疹

特应性皮炎

全身性问题：

耳鸣　　　　　　　　　　　　脑雾

偏头痛　　　　　　　　　　　疲劳

焦虑　　　　　　　　　　　　抑郁

无端恐惧　　　　　　　　　　嗜睡

哮喘　　　　　　　　　　　　花粉症

胃肠道问题：

肠易激综合征　　　　　　　　腹泻

腹痛　　　　　　　　　　　　腹绞痛／反酸

胀气　　　　　　　　　　　　肠漏症

遗尿症

行为问题：

注意缺陷多动障碍　　　　　　　　攻击行为

注意力不集中　　　　　　　　　　易怒

……

在严重的情况下，水杨酸盐不耐受会引发极大的愤怒情绪和剧烈的身体疼痛，甚至会让人产生攻击行为和自杀倾向。

当然，这些症状也可能是由其他因素引起的，如有疑虑请咨询医生。

● 案例研究：我与水杨酸盐不耐受的经历

我儿子9岁时偶尔会出现严重的腹痛，因此耽误了很多课程。我们咨询了好几位胃肠科专家，做了X线造影检查，化验了大便，测试了过敏原。除了有轻微的便秘外，其他检查结果都显示正常。他服用了治疗便秘的药物，也喝了不少果汁，但症状仍然没有好转。他有时会出现呼吸不畅，变得非常焦虑，甚至躲到床底下，还时常抱怨头痛——这些其实都是水杨酸盐不耐受的常见症状。

在6个月的时间内，经过一系列的医学检查，排除了很多严重的病因后，我才终于带他做了水杨酸盐敏感度测试。果不其然，结果显示他对水杨酸盐不耐受。我儿子其实非常可爱、聪明，但2年前的他在课堂上根本坐不住，总是不停乱动！在实行低水杨酸盐饮食法1周后的一天晚上，我给他读一本书，我突然注意到他竟然专心地听完了整整3章内容，手臂老老实实地垂放在身旁，安静地坐着，没有吵着闹着要去看第二本书。我很震惊，自言自语道："这是怎么回事？"然后才想起来他正在实行低水杨酸盐饮食法。虽然他的学习成绩原本就不错，但在没有额外补习的情况下，现在他的成绩又有了显著的提高。他也不再饱受便秘、头痛和焦虑的困扰。最重要的是，他知道如何处理冲突和解决问题了。如果遇到麻烦，他不再焦虑、愤怒和拒绝上学，只是简单地抱怨两句，之后就能平静地接受现实。他甚至会给我一个拥抱并向我道歉，每次都让我惊讶不已。

很多健康从业者都不认可水杨酸盐不耐受测试的有效性。但是如果你不做水杨酸盐不耐受测试，你永远都无法知道它是否是你身体各种问题的诱因之一。正确的诊断和治疗后，我们的生活变得更好了——我的儿子不用再忍受使人衰弱的疼痛；我对水杨酸盐不耐受的女儿也不再长湿疹了，她现在甚至可以吃各种含水杨酸盐的食物。

常见问题

是什么引发了水杨酸盐不耐受？

常见的诱因包括：

· 营养缺乏
· 经常服用某些药物（如阿司匹林）
· 家族遗传
· 肝脏排毒能力弱

· 过度饮酒
· 摄入过多糖类
· 频繁接触化学物质
· 频繁使用香水
· 香烟中的化学物质

· 肝脏功能不全（2岁以下婴幼儿的常见诱因）
· 含有添加剂的快餐
· 农药
· 疾病

研究显示：

· 许多水果、蔬菜、婴儿出牙止痛凝胶、茶、香料、阿司匹林和大多数坚果中都含有水杨酸盐。
· 由于婴儿的肝脏功能发育尚不完全，处理水杨酸盐的速度更慢。
· 水杨酸盐的毒性会导致儿童患湿疹、发育不良和生长缓慢。

解决方案

实行食物不耐受诊断方案可以帮助你确定你是否对水杨酸盐（和其他化学物质）不耐受，湿疹排毒方案可以帮助你逆转它。

本书中的方案旨在改善你的健康状况，包括让你的肝脏从高水平的化学物质暴露中得到片刻的休息。从过量的化学物质暴露中得到片刻的休息对减少皮肤瘙痒和改善皮肤炎症有奇特的效果。这能让你的身体变得强壮，这样你就可以摄入更多种类的食物了。当然，并不是每个人都对水杨酸盐不耐受，也可能会对其他化学物质，如胺、单宁、硝酸盐或谷氨酸盐不耐受。食物不耐受诊断方案将帮助你确定你会对哪些特定的化学物质产生不良反应。

胺不耐受

胺是蛋白质在分解和发酵的过程中形成的天然化学物质。益生菌、酱油、开菲尔（一种富含益生菌的发酵饮料）、味噌、豆豉、酵母提取物、奶酪、葡萄酒、牛油果、啤酒、烟熏三文鱼和巧克力中都含有大量胺。

胺是如何影响湿疹患者的呢？悉尼皇家阿尔弗雷德王子医院过敏科的研究人员表示，在荨麻疹易感人群中，62% 的人会因摄入胺而患荨麻疹；而在湿疹易感人群中，36% 的人会因摄入胺而患湿疹。在尝试发酵食物和其他富含胺的食物之前，接受胺不耐受测试显得尤为重要，因为胺会加重某些人的湿疹。

上述 62% 的荨麻疹易感人群还可能因胺不耐受而引发肠易激综合征、偏头痛、疲劳和一系列行为问题。

保持肝脏健康是管理和预防胺不耐受的重要组成部分（第 114 ～ 115 页）。如果你不确定自己是否对胺不耐受，请从第八章的食物不耐受诊断方案开始。

● 案例研究：哈娜

我的女儿哈娜 14 个月大，她在 4 个月时就被诊断患有湿疹。大约在 7 个月的时候，她开始因瘙痒抓挠自己的脸，挠得鲜血流出。在我知道了这本书之后，我的祈祷终于应验了。我发现哈娜对水杨酸盐和胺都很敏感，她在吃了西蓝花、羽衣甘蓝、菠菜和益生菌这些我曾经以为对她康复有益的食物之后，就会出现不良反应。我找卡伦咨询后，开始给哈娜服用补充剂，持续补充了 4 个半月后，哈娜仿佛变了个人。她现在是一个脸不再瘙痒的快乐宝宝，一个不用每天都敷着医用纱布睡觉的健康宝宝，她拥有了正常的生活。

美国 克丽丝蒂

谷氨酸盐不耐受

一项来自于劳博勒和斯温的研究显示，35% 的湿疹患者对谷氨酸盐有不良反应。谷氨酸盐既可以来自植物（如番茄和西蓝花），也可以由人工合成，用于薯片和中式菜肴的调味。谷氨酸盐会消耗人体内储存的谷胱甘肽，而谷胱甘肽是肝脏排毒过程中所需的抗衰老和抗氧化酶，所以谷氨酸盐的摄入不仅会加重湿疹症状，还会增加提早出现皱纹的可能性。

谷氨酸盐不耐受会引发：

·72% 的肠易激综合征易感人群患上肠易激综合征；

·39% 的曾经有行为问题的人再次出现行为问题；

·64% 的曾经有一系列全身性问题的人再次出现全身性问题。

虽然并不是每一个湿疹患者都对谷氨酸盐不耐受，但我发现我的大多数患者都对富含谷氨酸盐的食物有不良反应，因为这些食物通常也含有水杨酸盐和胺。如果你患有湿疹，那么接受谷氨酸盐敏感度检测很重要，具体参见第八章。

添加剂敏感

在过去的两百年里，食品生产商推出了含有人工合成色素、防腐剂、甜味剂和调味剂的高度加工食品，但是我们的身体还没有足够的时间来适应如此多的人工添加剂。

防腐剂会加重 50% 的湿疹患者的症状，所以湿疹患者应避免食用含有防腐剂的食品，具体参见第 91 页。

亚硫酸盐不耐受

虽然果脯被吹捧为健康零食，但一个杏脯中就可能含有 16 毫克二氧化硫（二氧化硫和碱反应可生成亚硫酸盐），这些二氧化硫会导致湿疹的症状加重，引发一系列不良反应，如腹泻、注意力不集中、注意缺陷多动障碍、放臭屁，还可能造成易感人群哮喘发作。

如果你在喝了一杯红酒后出现面部潮红，那么你可能对亚硫酸盐敏感。亚硫酸盐是一种被广泛使用的食品防腐剂，通常用于葡萄及葡萄酒、加工肉类、对虾、干果和蔬菜干等的保存。亚硫酸盐会破坏食物中的维生素 B_1 和叶酸，被视为"抗营养物质"，因此湿疹患者应避免食用富含亚硫酸盐的食物。

硝酸盐不耐受

硝酸盐是用于保存加工肉类（如培根、香肠和火腿）的化学物质。根据劳博勒和斯温的研究，湿疹患者对硝酸盐非常敏感，硝酸盐会使 43% 湿疹患者的症状加重。

硝酸盐对肝脏也有害。实验室研究显示，抗氧化剂槲皮素、维生素 C 和维生素 E 有助于逆转因摄入硝酸盐而引起的肝脏损伤。

环境化学物质暴露

不仅仅是食品中的化学物质会引发湿疹，我们每天都暴露在空气污染、新家具、香水、护肤品和家用清洁剂等各类环境化学物质中，也会引发湿疹。

瑞典研究人员调查了患湿疹的儿童的居住环境，在对建筑材料（如油漆）和家具中释放的化学物质浓度进行检测后，他们得出以下结论。

» 卧室空气中的丙二醇和乙二醇醚（propylene glycol and glycol ethers，PGEs），会显著增加学龄前儿童患哮喘、花粉症和湿疹以及出现免疫球蛋白 E 过敏反应的风险。

» 即使家中 PGEs 类化学物质浓度很低，也会给脆弱的婴幼儿带来不利的影响。

虽然我们无法完全避免接触环境中的化学物质，但可以采取下列措施尽可能减少这些化学物质所带来的不良影响。

（1）常通风。每天开窗，呼吸新鲜空气。

（2）爱护肝脏。肝脏是人体的化学物质处理中心，抵抗环境中化学物质影响的最佳方法是改善肝脏的排毒功能，并尽可能减少接触化学物质。

营养缺乏

韩国的一项研究结果表明，湿疹患者的饮食偏好或饮食习惯与皮肤健康者显著不同。研究发现，湿疹患者维生素 B_1、维生素 B_2 和维生素 E 的摄入量明显低于皮肤健康者，同时他们钙和锌的摄入量也不足，远低于每日推荐摄入量。

如今，在湿疹、银屑病和其他皮肤病的临床治疗过程中，医生往往忽略了对患者体内的微量元素的检查。没有人想重新证明生物素、钙、维生素 B_1 和维生素 B_3 的缺乏会导致湿疹或其他炎症性皮肤病。本书介绍了重要的膳食补充知识，也提供了我精心设计的食谱，希望你能补足缺乏的营养，使皮肤变得越来越好。

12 种湿疹致敏食物

你可能会惊讶地发现，下面列出的 12 种会加剧湿疹症状的食物中竟然包含了一些网络上流传的"有益于治疗湿疹"的食物，但可能正是那些网络上大肆推广的食物使你的皮肤变得干燥、易脱皮屑、异常瘙痒，因为它们富含某些天然化学物质，如水杨酸盐。

12 种湿疹致敏食物

食物	相关研究
葡萄及葡萄制品（如葡萄干、葡萄酒、葡萄汁）	葡萄会对人体造成三重威胁——含有水杨酸盐、胺和谷氨酸盐
橙子及橙子制品（如橙汁）	橙子富含水杨酸盐和胺
猕猴桃	猕猴桃富含水杨酸盐和胺
酱油（包括日本溜酱油和其他寿司酱油等）	酱油中含有非常丰富的胺和谷氨酸盐（包括天然的和人工添加的），湿疹患者食用后会导致症状加剧，受试者在避开这些食物 3 个月后湿疹症状明显减轻
番茄及番茄制品（如番茄酱、番茄罐头和番茄汁）	番茄会对人体造成三重威胁——含有水杨酸盐、胺和谷氨酸盐
牛油果	牛油果是一种非常健康的水果，但如果你患有湿疹的话则不宜食用，因为它含有大量会引发皮肤瘙痒的胺和水杨酸盐
西蓝花	西蓝花会对人体造成三重威胁——含有大量会引发皮肤瘙痒的水杨酸盐、胺和谷氨酸盐

食物	相关研究
果脯（包括杏脯、枣脯、李子脯等）	果脯会对人体造成四重威胁——所有果脯都含有大量会引发皮肤瘙痒的水杨酸盐和胺，有些还含有防腐剂二氧化硫和天然的谷氨酸盐，这也是它们风味多样的原因
加工肉类（香肠、培根、火腿、调味肉、火腿肠、意大利咸味腊肠等）	加工肉类富含硝酸盐
鸡蛋及含鸡蛋的食品（尤其是含有生蛋清的食品）	70%～90% 的湿疹患者对鸡蛋过敏或敏感。生蛋清中含有一种被称为抗生物素蛋白的抗营养物质，它会造成生物素缺乏，从而引发卵白障碍，而这种障碍会导致湿疹
巧克力类食品及饮品（巧克力牛奶、巧克力咖啡等）、可可豆、可可粉	巧克力中的胺和饱和脂肪酸的含量非常高，易引发各种问题。它们会导致化学物质敏感人群皮肤干燥、开裂和易脱皮屑。熟可可豆和可可粉会增加血管中活性胺的含量。角豆是一种不含胺和水杨酸盐的安全替代品
乳制品（包括牛奶、酸奶、奶酪、冰激凌、牛奶甜点、绵羊奶和山羊奶等）	研究人员使用多种测试方法所进行的精确研究结果显示，89% 的湿疹患者对乳制品过敏。酸奶和牛奶对湿疹患者的影响尤其显著

简而言之

本章主要告诉你化学物质不耐受可能会引发湿疹。也许你的湿疹不是上述化学物质引起的，但本书能帮助你发现诱因，这样你就知道应该注意什么及如何才能拥有健康的皮肤。

● 案例研究：克莱尔和里丝

当我第一次见到婴儿克莱尔时，她患有湿疹，每天呕吐多达 10 次，而且生长发育状况不如她的双胞胎姐姐里丝。我让她的母亲珍妮对克莱尔实行低水杨酸盐饮食，方便起见，珍妮让里丝也实行同样的饮食。

在复诊的时候，珍妮告诉我："克莱尔呕吐的频率已经从 1 天最多 10 次减少到了 1 周 1 次，她的皮肤至少有 2 周没有出现任何疹子了。在实行了新的饮食法、同时补充相应膳食补充剂 3 ~ 4 天后，克莱尔便不再呕吐。里丝也成了一个'新生'小女孩——在实行新的饮食法大约 2 周后，里丝的性格就发生了变化，在过去的几周里她从一个脾气暴躁的抱怨者变成了一个快乐的小女孩。"

第二章
皮肤健康管理方案

本书主要介绍针对湿疹和其他类型的炎症性皮肤病的低化学物质暴露健康管理方案：

» 营养补充方案（第七章）

» 食物不耐受诊断方案（第八章）

» 湿疹排毒方案（第九章）

本书提供的方案都是经过精心设计的，以确保目前所知的能够保持身体健康和改善身体状况的每一种营养物质都涵盖在内。前两个方案包含了除乳制品外的所有食物类别，因此实行者需要服用钙补充剂来摄入足够的钙。这些方案是低糖和无咖啡因的，其中涉及的食物包括除小麦以外的全谷物（如果你对麸质不耐受，则需要实行无麸质饮食）、瘦肉和鱼类。如果你愿意，也可以试试蛋奶素食饮食或纯素食饮食，但这不是湿疹排毒方案所要求的。

实行这些方案的目的是通过暂时限制饮食使身体好转，从而可以更好地扩大饮食范围。方案实施时间因人而异，你有可能需要花很长一段时间来限制饮食，请保持耐心。如果你的家庭成员也参与进来并与你一起执行这个计划，会对你有很大的帮助；当然，你也可以选择自己一个人实行这些方案，毕竟你才是最大的受益者。

虽然超过 89% 的人在实行这些方案后取得了成功，但如果你在实行食物不耐受诊断方案大约 3 个月后湿疹仍然没有完全消除，可以进行进一步的诱因调查——寻找阻碍你皮肤好转的、尚未被发现的你不耐受的食物。具体请参见第十一章。

本书中的方案适用于有以下健康问题的人。

- 皮脂缺乏性湿疹（裂纹性湿疹）
- 特应性皮炎
- 念珠菌（尤其是白色念珠菌）感染
- 接触性皮炎
- 新生儿脂溢性皮炎（乳痂）
- 头皮屑
- 盘状湿疹（钱币状湿疹）
- 出汗不良性湿疹
- （汗疱疹）
- 异位性湿疹
- 疱疹性湿疹
- 重力性湿疹（静脉曲张性湿疹，瘀滞性皮炎）
- 寻常性鱼鳞病（皮肤呈鳞状、干燥）
- 毛发角化病
- 外用类固醇戒断综合征
- 红皮病
- 化脓性汗腺炎
- 银屑病
- 脂溢性皮炎
- 食物不耐受
- 化学物质不耐受包括（水杨酸盐不耐受、胺不耐受、谷氨酸盐不耐受、亚硫酸盐不耐受）
- 肠漏症
- ……

注意： 请不要自行诊断，因为皮肤异常的情况多种多样，有些必须就医。如果你还没有就自己的皮肤问题看过医生，请在开始本书之前向医生咨询，之后再在书中查找最适合自己的方案。

厨具推荐

我推荐下列烹饪用具，它们能让方案的实施变得有趣且容易。

- 大功率食物料理机，非普通食物料理机
- 不粘华夫饼机（价格便宜，新的更好，用更少的油）
- 榨汁机（最好是慢速的或冷榨的）

第三章
在开始之前

希望下面的小贴士能在你开始实行具体的方案之前为你提供帮助。

· 在实行方案前，尽情享用你最喜爱的食物。

· 消耗掉冰箱里现有的食材。一旦确定了适合自己的饮食方案，请根据书中列出的购物清单（第 73~75 页和第 97 ~ 99 页）去超市或菜市场选购。

· 如果你有每天喝咖啡的习惯，或者经常食用或饮用其他含咖啡因的食物或饮品，包括绿茶、印度奶茶、巧克力、热可可、能量饮料等，那么你需要先遵循下面的"咖啡因 / 糖戒断周"。

· 如果你十分喜欢吃甜食，在开始实行方案之前也要遵循下面的"咖啡因 / 糖戒断周"。

· 如果你的孩子患有湿疹，请逐渐减少他们的糖摄入量。在为孩子购买甜食或其他零食时，养成查看食品配料表的习惯，最好购买不含添加剂的食品。

· 请在开始实行具体方案之前使用无添加的护肤品或换上 100% 纯棉的床上用品（或其他所需的对湿疹有益的用品），这样就可以单独测试饮食对皮肤问题的影响。有些人同时改变了所有的变量，导致分不清哪些因素对他们的皮肤产生了影响，请像严谨的科学家一样，一次只测试一种因素对皮肤的影响。

咖啡因 / 糖戒断周

咖啡因和糖很容易让人上瘾。一旦上瘾，停止食用它们后身体就会出现戒断症状。

咖啡因 / 糖的戒断症状包括：

· 皮肤瘙痒	· 身体疼痛	· 疲惫
· 非常渴望咖啡因 / 糖	· 头痛	· 便秘
· 暴饮暴食	· 颤抖	· 抑郁
· 焦虑	· 头晕	· 恶心
· 喜怒无常	· 失眠	· 流感样症状

别担心——一切都会过去的，戒断后你会感觉很棒，皮肤也会变好！

咖啡因的来源包括：

· 咖啡	· 热巧克力	· 口气清新剂
· 红茶	· 可可粉	· 咖啡 / 巧克力 / 茶味冰激凌
· 英式早餐茶	· 可可豆	
· 格雷伯爵茶	· 可乐果	· 某些包装零食（如巧克力）
· 绿茶	· 巴西瓜拉那果	
· 印度奶茶	· 马黛茶	· 某些复合维生素补充剂
· 冰茶	· 抹茶	
· 碳酸饮料（如可乐）	· 减肥药	· 某些草本保健品
· 能量饮料	· 镇痛药	

为什么咖啡因会让皮肤变得糟糕？

　　网络上成百上千的博主都在吹捧富含咖啡因的饮品（如抹茶、印度奶茶和绿茶）对人体的益处，但是，如果你患有湿疹，那么大多数富含咖啡因的饮品都可能会伤害你的皮肤，因为它们含有大量致痒化学物质。我有过戒断爱喝的印度奶茶的经历，所以我明白戒断这些有多困难。当时我不得不戒掉印度奶茶和巧克力，因为它们会导致我的身体疼痛和皮肤干燥发红。在我彻底戒掉它们之后，我的身体达到了前所未有的良好状态。早上醒来后，我不再感到疲倦，也不再需要靠咖啡因提神，我感到精力充沛、状态稳定，不再感到身体疼痛，口周皮肤不再发红，牙渍消失了，指甲也比以前健康了。

　　此外，茶可以抑制二胺氧化酶的活性（这一点很重要！）。在人体内，二胺氧化酶是分解组胺的主要酶类，单胺氧化酶也参与组胺的分解。根据德国的一些研究，与没有患湿疹的人相比，湿疹患者体内的单胺氧化酶和二胺氧化酶活性显著降低。

根据发表在《美国临床营养学杂志》（American Journal of Clinical Nutrition）上的研究，摄入茶、酒精、食品添加剂、尼古丁和重金属会抑制人体内二胺氧化酶的活性，继而阻碍人体内抗组胺机制的正常运行，后果便是特应性皮炎和花粉症的患病概率增加。

以下物质都包含二胺氧化酶抑制剂，请避开。

· 酒

· 红茶

· 绿茶

· 马黛茶

· 能量饮料

· 尼古丁

· 食品添加剂

· 汞

· 其他含咖啡因的食品和饮品

常见问题

"我需要先戒断咖啡因和糖吗？还是可以立即开始实行湿疹排毒方案或食物不耐受诊断方案？"

为了避免使自己困惑，请耐心地分开进行。反之，如果你在实施食物不耐受诊断方案的同时戒断咖啡因和糖，虽然食物不耐受诊断方案的实施只有 2 周，但是在这 2 周内，你同时还在承受可怕的戒断症状的折磨。而当你出现不良反应时，你无法确定不良反应是否由饮食引起。当戒断症状消失后，你又不得不重新实施食物不耐受诊断方案。

如果你正在实行湿疹排毒方案，为了更好地感受到饮食给身体带来的变化，我同样建议你提前戒断咖啡因或糖。

咖啡因 / 糖戒断小贴士

戒掉咖啡因 / 糖很难且需要时间。然而你一旦成功了，就会感觉身体里注入了全新的能量。以下是一些能帮助你更好地戒断咖啡因 / 糖的小贴士。

· 饮用大量纯净水（成年人每天应喝 1.5 ～ 3 升水）。

· 好好休息和放松。

· 积极锻炼以恢复体内激素平衡。

· 补充 B 族维生素以获得充沛的精力。

选择低因咖啡

一杯普通的咖啡大约含有 65 毫克咖啡因，而一杯低因咖啡仅含有约 3 毫克咖啡因。因此应避免所有富含咖啡因的产品，低因咖啡是一个很好的选择，它含有极少的咖啡因，有助于减轻咖啡因戒断症状。值得注意的是，低因咖啡的水杨酸盐含量很低，因此你在实行本书中的方案时可以适量饮用。但有些人即使喝低因咖啡也会产生不良反应，如果你也是其中的一员，那么可以尝试角豆茶（第 120 页）。

注意单宁不耐受

少数湿疹患者对单宁不耐受，请注意，低因咖啡、角豆和梨中都含有单宁。如果你对它们有不良反应，那么很可能是对单宁不耐受。耳鸣是食用它们后轻度不耐受的症状。

选择非阿司匹林类镇痛药

除非有医嘱，否则请不要服用阿司匹林，因为它含有大量会加重湿疹的水杨酸盐。短期服用无色的扑热息痛是更安全的选择。当然，如需服用镇痛药，最好先询问医生。如果你患有湿疹，那么最好避免服用镇痛药。

给肠漏症患者的建议

许多人将湿疹与肠漏症（肠道通透性增加）联系起来。下面列出了湿疹患者可能存在的胃肠道方面的问题（并非每个人都会出现所有问题）。

· 便秘

· 腹泻

· 多屁

· 腹痛（包含饭后腹痛）

· 严重腹胀（非正常腹胀）

· 粪便中有未消化的食物

· 粪便颜色异常

· 麸质不耐受

· 肠易激综合征

如果你存在上述这些症状，那么可以尝试一个简化的肠道治疗方案，如连续服用 10 天的纯谷氨酰胺补充剂。谷氨酰胺是合成蛋白质的一种氨基酸，可以治愈肠道内壁的细胞。因此，如有需要，在开始实施本书中的方案之前，先服用谷氨酰胺，同时让自己戒掉咖啡因和糖。

我再重申一遍，只服用 10 天的谷氨酰胺，而不是无限期服用。谷氨酰胺是一种神奇的营养物质，但并不适用于所有人。由于谷氨酰胺经过代谢会生成谷氨酸盐，一些湿疹患者可能会对它产生不良反应，所以它的服用疗程被刻意缩短了。如果你知道自己对谷氨酸盐敏感，请不要服用谷氨酰胺。大多数人不知道自己是否对谷氨酸盐有不良反应，本书会帮助你找到答案。请注意，本书中的饮食方案也被设计用于促进肠道内壁的修复——谷氨酰胺可以帮助那些对谷氨酸盐不敏感的腹痛患者减轻腹痛。

谷氨酰胺服用剂量

•成年人：每日 10 ~ 20 克，分次服用（如每次 5 克，每天服用 2 ~ 4 次）。

•儿童（1 岁以上）：每日 0.5 ~ 3 克，分次服用（年龄较大的儿童可以每次服用 1 克，每天服用 3 次）。最低剂量适用于年龄较小的儿童。

服用方法：将谷氨酰胺粉末与水混合，饭前空腹或在两餐之间服用（不要随餐服用，也不要与其他补充剂，尤其是维生素 A 一起服用）。前 4 天低剂量服用，之后再慢慢增加剂量。请购买粉末状的纯谷氨酰胺，而不是胶囊状的，因为后者不易被人体吸收。

注意：孕妇和哺乳期女性慎用。

第四章
选择合适的方案

在接触皮肤病患者 15 年后，我发现了 3 个最有用的方案：营养补充方案、湿疹排毒方案和食物不耐受诊断方案。

哪个方案更适合你呢？

营养补充方案

该方案非常适用于患有轻度湿疹和患湿疹不久（比如患湿疹一个月，而不是几年）的患者，也适用于因经常出差、旅行而无法执行特定饮食方案的人。或者，如果你是寄宿学校的青少年学生，那么这个方案也适合你。如果你想要调整方案来加快痊愈速度，可以选择假期在家尝试食物不耐受诊断方案。有关营养补充方案的更多信息请参见第七章。

营养补充方案一览表

适用人群	不适用人群	建议
· 营养缺乏者 · 轻度湿疹患者 · 新确诊的湿疹患者 · 皮炎不足 6 个月的患者 · 使用外用类固醇药物不足 3 个月（或不经常使用）的患者 · 正在使用外用类固醇药物并成功控制湿疹的患者 · 经常出差和旅行者 · 有过敏和化学物质不耐受史者 · 痤疮患者	· 婴儿（参见第 102 页） · 严重湿疹患者 · 长期湿疹患者 · 外用类固醇戒断综合征患者（最近停止使用类固醇药物）	疗程：治疗可以持续进行。如症状持续超过 12 周，请结合书中其他两个方案进行治疗

湿疹排毒方案

湿疹排毒方案旨在帮助你通过饮用新鲜的果蔬汁和食用健康的菜肴来促进肝脏健康、平衡免疫系统，并增强全身体质，它非常适合轻中度湿疹患者和轻度食物不耐受患者。相对食物不耐受诊断方案而言，湿疹排毒方案包含更多种类的食物。这是一个健康的、低至中等水平的水杨酸盐排毒计划，尽管其中有些食物含有胺。有关湿疹排毒方案的更多信息，请参见第九章。

注意：如果你还不确定自己是否患有过敏症或严重的化学物质不耐受，那么可能还需要实行食物不耐受诊断方案。

湿疹排毒方案一览表

适用人群	不适用人群	建议
· 身体健康者 · 营养缺乏者 · 触发性食物知晓者 · 湿疹患者 · 正在使用或最近刚停止使用外用类固醇药物者 · 有过敏史和食物不耐受者 · 外用类固醇戒断综合征患者 · 痤疮患者 · 红皮病患者	· 婴儿（参见第 102 页） · 对多种化学物质敏感者 · 高度水杨酸不耐受者 · 处于孕期或哺乳期、服用药物的患者，请在改变饮食前咨询医生	疗程：只要有需要可以一直实行下去。若症状持续超过 12 周，请尝试实行食物不耐受诊断方案，因为你可能对某种食物不耐受

食物不耐受诊断方案

食物不耐受诊断方案适用于患有中度、重度或顽固性湿疹、银屑病和其他皮肤病的成年人和儿童。那些尝试了所有方法但是都没有效果的人可以试试这个方案。

· 如果你不知道你的致敏食物是什么，那么这个方案适合你。

· 如果你已经努力避开所有可能会过敏的食物，但湿疹仍然让你抓狂，疼痛不止，而你想要尽快揭晓答案，那么这个方案适合你。

· 完成食物不耐受诊断方案后，如果你的皮肤状况改善效果很明显，可以接着实行湿疹排毒方案。

患有长期湿疹、大面积湿疹或对某些化学物质不耐受的患者，往往希望皮肤问题能快速得到解决，我通常建议这些人实行食物不耐受诊断方案。食物不耐受诊断方案是 3 种方案中最严格的，需要花费一定的时间准备和烹饪相关食物。更多信息请参见第八章。

食物不耐受诊断方案一览表

适用人群	不适用人群	建议
·化学物质不耐受者（包括对水杨酸盐不耐受者） ·经常感到疲倦和不适者 ·知道自己的过敏食物但不确定自己对其他食物是否耐受者 ·轻度、中度至重度湿疹患者 ·长期湿疹患者 ·正在使用外用类固醇药物者 ·外用类固醇戒断综合征患者 ·患有自身免疫性疾病，但病情已被控制者（请先咨询医生） ·红皮病患者	·婴儿（只有在医学监测下才可以实行该方案） ·身体非常虚弱者	疗程：先进行为期 2 周的限制性饮食，然后花 5 周或更长时间进行食物不耐受诊断测试。如果你患有重度湿疹或长期湿疹，用时可能更长

常见问题

"我是纯素食者，也可以实行这些方案吗？"

如果你是纯素食者或蛋奶素食者，可能更适合实行湿疹排毒方案和食物不耐受诊断方案，因为这两个方案包含了很多素食者可以选择的食谱。在此期间，注意服用补充剂以填补饮食中缺失的营养物质，如铁、维生素 B_{12} 和 omega-3；如果你对豆类不敏感，请确保每天吃一些豆类食物或豆制品，如小扁豆、大豆和豆腐以摄入植物蛋白；你也可以选择服用没有添加其他成分的原味豌豆蛋白粉来补充蛋白质。

"我喜欢原始饮食，这本书中是否也提供了饮食选择？"

是，也不是。如果你倾向于原始饮食，本书中确实有一些食谱能满足你的要求。如果你对谷物敏感，可以在实行湿疹排毒方案或食物不耐受诊断方案期间限制食谱中碳水化合物的摄入量（只有 8% 的湿疹患者对谷物或淀粉敏感，所以这并不常见）。

如果你对谷物不敏感，那么最好严格按照食谱来做，以获得最佳效果，同时还要避免摄入触发性食物。请注意，摄入过多的动物源饱和脂肪酸会使湿疹恶化，因此在实行湿疹排毒方案时，最好只吃瘦肉。

我每年会接触数百名湿疹患者，但至今只遇到了一个对所有谷物都敏感的人，每当他试图将大米等谷物重新纳入饮食时，湿疹就会发作。现在他已经能接受无谷物饮食了，当然，这只是他的情况。你要知道，有些湿疹患者的情况非常特殊，他们的饮食方式并不适用于大多数湿疹患者——若盲目采取同样的饮食，有可能会妨碍湿疹的恢复。

请记住，原始饮食方案中含有大量水杨酸盐、组胺/胺和饱和脂肪酸，因此本书的方案与其不能完全兼容。当然，如果你想实行原始饮食方案，那就去试试吧。如果在这之后你需要进一步的帮助，就停止实行之前的饮食方案。开始实行食物不耐受诊断方案，采取低水平化学物质暴露的排毒饮食，看看能否让你的皮肤变清透。

"我喜欢吃鱼和其他海鲜，但不喜欢吃肉。本书中的方案适用于我这样的鱼素饮食者吗？"

适用。你可以只吃鱼和其他海鲜，不是非吃肉不可。请注意，超市购买的对虾通常含有防腐剂，因此它们不该出现在我们的饮食中。其他一些海鲜的汞含量可能很高，也不是好的选择。新鲜（非冷冻）的小白鱼，如鲬鱼（一种澳大利亚扁头鱼）和鳕鱼通常是最好的选择。如果你准备实行湿疹排毒方案（而非食物不耐受诊断方案），还可以享用新鲜的三文鱼。请注意，有些人并不知道自己对海鲜敏感——如果你不确定自己是否对海鲜敏感，请先实行食物不耐受诊断方案（第八章）并在第3周进行鱼敏感度测试。

补充说明

实行湿疹排毒方案和食物不耐受诊断方案有助于你识别未被诊断或未被发现的食物过敏或不耐受，从而通过避开这些食物来治愈皮肤病。虽然严格遵照执行很重要，但也有例外，具体如下。

» 如果你对某种化学物质敏感，请不要食用含该物质的食物，即使方案中的食谱涉及了该物质。你可以从书中的购物清单中选择替代品或选择其他食谱。

» 如果你知道自己对哪些食物不耐受，请暂时不要食用这些食物。如果你不小心食用了这些食物后没有产生速发型过敏反应，你可以在几个月后再次食用这些食物，测试自己是否仍然对它们不耐受。有时候你要在较长的时间内都避开触发性食物，但是一旦恢复健康，你就很有可能摆脱食物不耐受。

» 如果你正在服用处方药，需要的话，请遵医嘱继续服用。

皮肤病的诱因和治疗

下表简要介绍了一些皮肤病及其诱因和治疗方式。关于表格中提及的食物来源和营养补充剂的剂量，请参见第七章。

皮肤病	诱因	治疗
皮脂缺乏性湿疹（病患处皮肤类似于不规则石板路）	衰老（通常发生在60岁以上的老年人身上）、营养缺乏、外用类固醇药物的使用（症状在停止用药后出现）、肥皂等清洁剂的使用	检查是否存在营养缺乏和食物/化学物质不耐受的情况。计算每日蛋白质的摄入量（可能需要额外补充蛋白质，如食用纯豌豆蛋白粉），服用膳食营养补充剂（见第31页表格"特应性湿疹"一行相关内容），避免使用肥皂等刺激性清洁剂，根据个人需要使用24小时急救膏或其他护肤膏。如果你正在服用药物，请参见第58页中的小贴士
特应性皮炎（一种慢性、复发性、炎症性皮炎皮炎，比其他皮炎更严重）	饮食不健康，消化不良，压力大，对水杨酸盐、胺、谷氨酸盐不耐受，对环境过敏，皮肤中的钙含量较低	检查是否存在营养缺乏和食物/化学物质不耐受的情况，建议接受过敏测试。补充二十碳五烯酸（eicosapentaenoic acid, EPA）（可以选择藻类；如果对海鲜不过敏，也可以选择鱼油）、镁、生物素、维生素 B_1、维生素 B_2、维生素 B_3、维生素 B_6、锌和维生素 C。避免摄入视黄醇形式的维生素 A

皮肤病	诱因	治疗
接触性皮炎	直接接触刺激物（乳胶、镍、廉价首饰、美发产品）、压力过大、对肥皂等清洁剂敏感、营养缺乏	减少压力，多休息；避免接触会刺激皮肤的物品；补充钼、镁、锌、B 族维生素和钙。避免摄入视黄醇形式的维生素A（可以选择 β－胡萝卜素），避免摄入高剂量的维生素 B_5（每日摄入量应控制在 10 毫克以内或在每日推荐摄入量范围内），这些物质会使皮肤干燥和皮屑剥落的症状加重
新生儿脂溢性皮炎（又叫乳痂）	脂肪吸收不良、肝功能低下（2 岁以下儿童出现属于正常现象）	使用温和的洗发水清洗头发，用荷巴油和细齿梳轻轻将乳痂梳掉，实行对肝脏影响较小的低水平化学物质暴露的饮食
疱疹样皮炎	麸质不耐受、乳糜泻、肠漏症（肠道通透性增加）	服用粉末状纯谷氨酰胺补充剂来治疗肠漏症（具体剂量参见第 25 页），并实行食物不耐受诊断方案来确定触发性食物（无麸质版）
特应性湿疹，可通过是否发痒来诊断，只有发痒的才是湿疹；盘状湿疹（又叫钱币状湿疹）；出汗不良性湿疹（又叫汗疱疹）；重力性湿疹（又叫静脉曲张性湿疹、瘀滞性皮炎）	儿童：因遗传和肝功能发育不全造成肝脏无法排毒（2 岁以下的儿童出现属于正常现象），34% 的患儿同时患有脂肪肝；成年人：营养缺乏、肝脏排毒能力差、过敏、化学物质不耐受、压力大、环境化学物质暴露	实行食物不耐受诊断方案，确定你敏感的化学物质（如水杨酸盐、谷氨酸盐、胺和亚硫酸盐）。补充低剂量的 B 族维生素、生物素、镁和锌，补充 omega-3 不饱和脂肪酸（可以选择亚麻籽油；如果对海鲜不过敏，也可以选择鱼油；如果对水杨酸盐敏感，请补充碳酸钙；摄入优质蛋白质（减少动物脂肪酸的摄入），多运动，进行压力管理。避免摄入视黄醇形式的维生素A（可以选择 β－胡萝卜素），避免摄入高剂量的维生素 B_5，这些物质会导致皮肤干燥、皮屑剥落
疱疹性湿疹	外用类固醇药物的使用（滥用），用类固醇药物进行湿敷时感染（如感染疱疹病毒）	摄入锌和高剂量的赖氨酸，检查是否存在营养缺乏的情况；医生可能会让你服用抗病毒药物；营养支持很重要（参见上面一行相关内容）

皮肤病	诱因	治疗
化脓性汗腺炎（一种炎症性毛囊皮肤病，多发于腋窝、腹股沟和大腿上部皮肤，看上去像皮肤里出现了红色管道）	代谢综合征、肥胖、激素紊乱、吸烟、饮酒、化学物质暴露、服用某些药物	戒烟，进行压力管理、自我调节，改变生活方式。尽量避免化学物质暴露，如避免使用除臭剂、喝软饮料、吸烟、吃快餐等。实行食物不耐受诊断方案确定自己的触发性食物及物质，具体可能包括糖、咖啡因、乳制品、酒精、茄属植物（烟草、红辣椒、番茄、茄子、白土豆、甜椒、枸杞）。补充锌、维生素 C、生物素、维生素 B_6、维生素 B_3、镁和钙，补充优质纯豌豆蛋白粉
寻常性鱼鳞病（皮肤呈鳞状、干燥）	遗传因素，也可能由营养缺乏导致	补充 omega-3 脂肪酸、锌、钙，检查是否存在化学物质不耐受和营养缺乏的情况
毛发角化病（毛囊堵塞）	缺乏维生素 A 和必需脂肪酸（如 omega-3 脂肪酸）	补充天然 β-胡萝卜素和 omega-3 脂肪酸，检查是否存在营养缺乏的情况
口周皮炎	使用外用类固醇药物，食物过敏，使用含有十二烷基硫酸钠的牙膏和含有石蜡的化妆品或护肤品，营养缺乏，压力过大	更换化妆品或护肤品，使用不含十二烷基硫酸钠和其他硫酸盐的牙膏，补充锌、维生素 B_2、维生素 B_5、维生素 B_6、叶酸（左旋叶酸）和天然 β-胡萝卜素，检查是否存在营养缺乏的情况
银屑病（一种自身免疫性疾病，皮肤上出现银色斑块——健康的皮肤细胞约每 28 天更新一次，但银屑病患者的皮肤细胞每 3~4 天就更新一次，身体正试图通过皮肤排毒）	吸烟、压力过大、接触高剂量化学物质（如尼古丁、杀虫剂、水杨酸盐）	实行食物不耐受诊断方案以确定自己不耐受的化学物质及食物（如单宁、水杨酸盐、胺、茄属植物等）；检查是否存在营养缺乏的情况；服用含较少化学物质的、有助于肝脏排毒的营养补充剂，如氨基酸、低剂量 B 族维生素、生物素、锌、钙、维生素 C；不要给肝脏增加额外的负担，如避免吸烟、饮酒，进行压力管理（如果症状加重，建议改变生活方式）

皮肤病	诱因	治疗
酒渣鼻（表现为血管扩张，使原本"缓慢"流动的血液更快地进入皮肤。如果不及时治疗，可能会发展为终身性皮肤问题）	对胺／组胺、葡萄酒中的亚硫酸盐不耐受，久坐，皮肤供血不足	避免摄入会导致皮肤潮红的胺／组胺，测试自己是否对水杨酸盐和亚硫酸盐不耐受，实行食物不耐受诊断方案以确定自己不耐受的化学物质或食物。坚持每天运动——这是治疗酒渣鼻的最佳方法，因为运动可以加速血液循环，为肌肤带来新鲜的、富含营养的血液，有助于恢复血管张力和健康。刚开始运动可能会让你感觉不适，所以请给自己一段时间去适应，可以试试跳迷你蹦床，记得随身携带风扇和冰袋
脂溢性皮炎（好发于头皮和面部）	皮脂腺附近出现油状黄色皮屑并伴有皮肤瘙痒，最开始可能以头皮屑的形式出现。患者皮肤中存在一种名为卵圆形糠秕孢子菌（也称为马拉色菌）的酵母菌，可能与滥用抗生素有关	检查是否存在营养缺乏的情况，服用生物素，减少糖的摄入量，使用温和的头发护理产品［如果你不是特别敏感，可以在水中加入1～2茶匙（1茶匙=5毫升）优质苹果醋洗头］，实行食物不耐受诊断方案来确定自己不耐受的化学物质或食物
硬皮病（自身免疫性疾病）	结缔组织纤维性改变	实行食物不耐受诊断方案以确定自己不耐受的食物或化学物质（如单宁）——一旦确定，避开它们；服用葡萄糖酸锌；服用低剂量的B族维生素（服用剂量不高于15毫克）；检查是否存在营养缺乏的情况，如体内是否缺乏维生素D
红皮病（类似于红斑痤疮）	外用类固醇戒断综合征	检查是否存在营养缺乏的情况（营养缺乏的常见症状有脱发、嘴角及嘴唇皲裂、失眠等）；避免摄入或限制摄入水杨酸盐，因为它会增加人体内一氧化氮的含量，使皮肤变得更红；实行食物不耐受诊断方案以确定自己不耐受的化学物质或食物；红皮病可能会导致脂肪肝，因此请检查是否患有脂肪肝（如有必要，接受超声检查）；有关服用膳食补充剂和锻炼的建议请分别参见此表中"特应性湿疹"和"酒渣鼻"相关内容

皮肤病	诱因	治疗
白癜风	本病在印度的发病率最高，这可能与印度菜中苯酚/单宁含量较高有关。单宁能够与人体内的金属离子发生螯合作用（导致矿物质缺乏），并提高白癜风患者体内白细胞介素 1α 的水平	实行食物不耐受诊断方案，同时降低单宁的摄入量，确定自己是否对单宁和其他化学物质不耐受；检查自己是否存在营养（矿物质）缺乏的情况；排除饮食中富含单宁的食物（如茶、咖啡、葡萄酒、啤酒、巧克力、可可、角豆、苹果、梨、香蕉、浆果、大黄茎、香料、坚果、牛油果、香草、枣、肉桂、葡萄、橙子等）

　　如果你正在服用药物、处于孕期或哺乳期，请在服用补充剂或改变饮食之前咨询医生。

Part 2

第二部分

不可或缺的营养物质

第五章
12 种有助于消除湿疹的食物

富含水杨酸盐的食物，如牛油果、番茄、柑橘类水果和猕猴桃等会加重湿疹，但也有不少食物有助于预防和缓解湿疹。本章精选了 12 种能在很大程度上缓解湿疹的食物。

1. 绿豆芽

绿豆芽含有镁、维生素 K、叶酸、钾和维生素 C，最重要的是其不含水杨酸盐。自己培育绿豆芽很容易，具体方法参见第 152 页。

吃对豆芽！

绿豆芽，顾名思义，是绿豆发的芽，它很细很小，子叶是绿色的，胚芽呈椭圆形。不要将它与黄豆芽混淆，黄豆芽更粗，胚芽更大。

保存和食用小贴士

» 将绿豆芽放入冰箱冷藏室大概可以保存 1 周，但如果它们变成了褐色请直接丢弃，不要再食用。

» 烹饪前务必用水冲洗干净。

» 可以用绿豆芽做沙拉和开胃菜，还可以将它们作为儿童健康零食的补充。

含绿豆芽的食谱包括绿豆芽松饼（第 152 页）和木瓜越南春卷（第 183 页）。

2. 亚麻籽油

亚麻籽是一种棕色的小种子，以富含抗炎物质 omega-3 脂肪酸而闻名。亚麻籽还含有多种植物化学物质，包括中等含量的水杨酸盐和胺，以及二氧化硅、黏液、油酸、蛋白质、维生素 E 和对胃肠道和肝脏有益的膳食纤维。

亚麻籽油从亚麻籽中精炼而来，因此含有更少的水杨酸盐和胺，以及更多对身体有益的油脂，其中包含 57% 的 omega-3 脂肪酸。我建议你先买一小瓶有机亚麻籽油（或亚麻籽油胶囊）试试，可以在吃水果冰沙时淋一点儿。如果你在试过之后发现亚麻籽油确实对你的身体有益，并且你不会对其中少量的植物化学物质产生不良反应，那么以后可以直接食用亚麻籽——它们可以搭配早餐麦片。

食用亚麻籽油的好处

· 拯救干性皮肤
· 预防 / 治疗干眼症
· 预防便秘
· 降低患癌症的风险
· 保持头发和指甲
　健康

· 改善皮肤健康
· 降低胆固醇水平
· 增加饱腹感
· 有助于燃烧体内的
　脂肪
· 减轻更年期症状

· 减少焦虑和抑郁
· 改善牙龈 / 牙齿问题
· 缓解关节炎导致的
　疼痛

保存和食用小贴士

» 选择优质的有机亚麻籽油（非转基因）。

» Omega-3 脂肪酸极其不稳定，加热会造成营养流失，因此请勿将亚麻籽油用于热烹。请将亚麻籽油放入冰箱冷藏保存。

» 不要购买非冷藏出售的亚麻籽油，开封后的亚麻籽油应在 5 周内食用完；也可以选择服用亚麻籽油胶囊，密封的亚麻籽油不易变质，所以胶囊形式的亚麻籽油保质期更长。

每日用量

以下是亚麻籽粉 / 油的每日推荐摄入量。

» 1 ~ 4 岁儿童：每日 1/2 ~ 1 茶匙亚麻籽粉（或 1/4 茶匙亚麻籽油）。

» 4 岁以上儿童：每日 1 ~ 2 茶匙亚麻籽粉（或 1/2 茶匙亚麻籽油）。

» 成年人：每日 2 ~ 4 茶匙亚麻籽粉（或 1/2 ~ 3 茶匙亚麻籽油）。

注意：食用亚麻籽粉 / 油时要多喝水，因为亚麻籽富含膳食纤维，而膳食纤维吸收水分后能膨胀 4 倍。

将适量亚麻籽放入现磨咖啡机或种子研磨机中磨成粉。每周磨一次，将磨好的亚麻籽粉放入密封玻璃容器中，置于冰箱冷藏。

3. 紫甘蓝

紫甘蓝富含维生素 C、叶酸和抗癌物质吲哚类化合物。试着将餐桌上普通的白色卷心菜换成紫甘蓝吧，后者所含的膳食纤维是前者的 2 倍。此外，紫甘蓝还含有对健康有益的"紫色色素"——具有抗氧化性的花青素。花青素是一类活性很强的黄酮类化合物，经常摄入花青素可以帮助皮肤抵御紫外线。花青素有助于保护血管免受氧化损伤，它们还具有抗炎功能，能激活胶原蛋白，从而促进皮肤健康。

保存和食用小贴士

» 将紫甘蓝用厨房纸巾包裹好，装入密封塑料袋或密封容器中，放入冰箱冷藏。

» 虽然紫甘蓝可以生吃，但我还是建议你在蒸或炒后再食用，因为烹饪会使其中的致甲状腺肿大物质（其会影响甲状腺的功能，特别是当你有甲状腺问题时）失活。

为了身体健康，最好每周吃 2 次紫甘蓝。相关的食谱包括锡纸烤鱼配土豆泥（第156 页）、粉梨果酱（第 130 页）和南瓜荷兰豆（第 176 页）。

4. 小葱

小葱和洋葱同属百合科。与洋葱一样，小葱含有能降低组胺含量、缓解炎症的槲皮素。与大蒜一样，小葱含有具抗氧化性的黄酮类化合物（但含量较少）。另外，小葱被切碎或压碎后所含的蒜氨酸会转化为大蒜素。实验表明，大蒜素能帮助肝脏降低胆固醇水平，并具有抗菌、抗病毒的作用，因此它也是预防白色念珠菌感染的有益物质。

小葱含有叶酸、维生素 C、β - 胡萝卜素和叶黄素，同时富含维生素 K，对保持皮肤健康至关重要。50 克生小葱便可提供 103 微克维生素 K，而这几乎是成年人每日所需摄入量的 2 倍。

保存和食用小贴士

» 将小葱对半切开，用厨房纸巾吸干多余的水分，装入密封袋或密封容器，放入冰箱冷藏。

> » 如果购买的是新鲜的小葱且保存方法正确，那么小葱可以保存 1 ~ 2 周。

> » 出锅前撒上或稍微过个油都可以。

含有小葱的食谱包括素食排毒沙拉（第 142 页）。

5. 鱼

鱼是蛋白质、维生素 D、碘和抗炎物质 omega-3 脂肪酸的重要来源。孕妇多食用鱼肉有利于降低患湿疹的风险。每周食用 2 ~ 3 次鱼有利于调动情绪，维持大脑、皮肤和心脏健康。Omega-3 脂肪酸（如 EPA）和二十二碳六烯酸（docosahexenoic acid,DHA）的主要来源是鳟鱼、三文鱼、沙丁鱼、鲱鱼和鱼油补充剂。一些低脂鱼，如鲤鱼、黑斑狗鱼、黑线鳕鱼和鱿鱼中也含有 omega-3 脂肪酸。

选择汞含量低的鱼对湿疹的预防和治疗非常重要。以下列出的鱼的汞含量均较低。一般来说，小型鱼的汞含量都较低，在食物链的位置越高、体形越大的鱼（如鲨鱼），汞含量可能越高。

注意： 如果你对海鲜过敏或敏感，不要食用海鱼。如果你发现你的皮肤问题在食用鱼后有所改善，可以每周食用 1 ~ 2 次下面列出的这些鱼（新鲜的鱼，非冷冻鱼）。

如果你正在实行食物不耐受诊断方案，可以食用：

· 鲬鱼   · 鳕鱼   · 比目鱼

· 海鲂鱼   · 小型鲷鱼   · 鲱鱼

如果你对胺或水杨酸盐不敏感（并且不在实行食物不耐受诊断方案期间），还可以食用：

· 鳟鱼或虹鳟鱼（含有大量胺）

· 沙丁鱼（含有大量胺）

· 三文鱼（含有大量胺）

应避免食用的鱼

不要食用下面列出的鱼，因为它们的汞含量较高。如果你食用了一份汞含量较高的鱼，那么之后至少 2 周的时间里都不要再食用任何海鲜，以便给身体一些时间排毒。

- · 鲨鱼
- · 大型鲷鱼
- · 剑鱼
- · 大西洋蓝枪鱼
- · 马鲛鱼
- · 新西兰红鱼
- · 澳洲肺鱼
- · 油鱼
- · 大型金枪鱼（长鳍金枪鱼、南方蓝鳍金枪鱼）

不要食用冷冻鱼，因为鱼肉冷冻之后组胺含量会增加 10 倍。也不要吃经亚硫酸盐处理过的虾（煮熟的虾有可能不含亚硫酸盐，请视具体情况而定）。患湿疹后，不要食用烟熏三文鱼及其他烟熏鱼，因为它们可能含有更高含量的胺和引发湿疹和皮肤问题的其他化学物质。

保存和食用小贴士

» 新鲜的海鲜需要一直放在冰上或暂时放在冰箱冷藏室。

» 鱼可以煎着吃，也可以蒸或用烤箱烤着吃。

» 鱼蒸得太久之后肉质会变老，尽量避免过度烹饪。如果鱼肉上出现白点，则说明蒸过头了。

鱼和对湿疹患者友好的沙拉很搭，锡纸烤鱼配土豆泥（第 156 页）这道菜是不错的选择。

6. 甜菜根（甜菜）

甜菜根（甜菜）对湿疹患者很重要，可促进肝脏对炎症化学物质的排毒。甜菜根富含抗氧化剂、叶酸和铁。它是一种有效的"血液清洁剂"，研究表明，食用甜菜根可以降低血压水平，还能降低形成血栓的风险。甜菜根还富含甜菜碱，甜菜碱是一种胆碱衍生物，有助于预防脂肪肝和促进化学物质分解。甜菜碱还可以将对人体有害的高半胱氨酸转化为甲硫氨酸，而甲硫氨酸是强肝排毒剂，对肝脏正常运转至关重要。

保存和食用小贴士

» 用厨房纸巾吸干多余的水分后，将甜菜根装入密封塑料袋，放入冰箱冷藏可保存数周。

» 你可以将去皮的、新鲜的甜菜根切碎后放入沙拉或沙拉三明治中，也可以将甜菜根放入现榨的蔬菜汁中。不要食用甜菜根罐头，因为里面添加了醋。有关甜菜根的食谱包括健康肌肤果蔬汁（第 165 页）和香蕉甜菜冰沙（第 172 页）。

注意： 甜菜根含有一定量的水杨酸盐，因此如果你患有严重的水杨酸盐不耐受，不要食用甜菜根。等身体不再对水杨酸盐产生反应后，再食用甜菜根。请不要食用富含水杨酸盐的甜菜叶。

7. 燕麦

你如果患有湿疹，更需要以营养丰富的早餐开始新的一天。全谷物燕麦含有更多的膳食纤维和蛋白质。全谷物燕麦富含维生素 E、锌、钾、铁、锰和二氧化硅，其中二氧化硅是增强皮肤结缔组织所必需的矿物质。燕麦中还含有可溶性膳食纤维，所以燕麦粥很黏稠。可溶性膳食纤维对胃肠道健康非常有益，有助于降低胆固醇水平，促进肝脏健康，清除肠道中的病原体和富含毒素的胆汁。

保存和食用小贴士

» 由于燕麦通常种植在小麦作物的附近，并与小麦一起加工，所以燕麦中通常含有麸质。市面上有无麸质燕麦，你也可以在烹饪前将普通燕麦浸泡一夜，这样做既能使其中的麸质更易被消化，又能降低燕麦中植酸的含量。

» 将燕麦装入密封容器，放入橱柜保存。

» 如果你对燕麦敏感，请避免食用燕麦，可以选择书中提及的其他食物。

含燕麦的食谱包括生食什锦燕麦片（第 173 页）、澳新军团饼干（第 161 页）和全谷物燕麦粥（第 135 页）。如果你对麸质不耐受，可以选择藜麦粥（第 136 页）。

8. 木瓜和巴婆果

木瓜含有一系列类胡萝卜素。研究表面，这些类胡萝卜素是一种有效的抗氧化剂，对基因有调控作用，并且可以抗炎和抑制肿瘤生长。

木瓜中的番茄红素有助于保护皮肤免受紫外线伤害；巴婆果不含番茄红素，但它们都富含维生素 C。木瓜含有木瓜蛋白酶，这是一种消化酶，通常用作膳食补充剂来帮助人体分解蛋白质。木瓜蛋白酶还能够杀灭肠道中的寄生虫，在使用抗生素或生病后，你可以每天食用一份木瓜，以促进有益菌在胃肠道中重新定殖。

大多数人吃木瓜时去皮去籽，只吃果肉。研究表明，木瓜籽具有强抗菌性，有助于人体将蠕虫从肠道中排出（但它们往往也会导致严重腹泻，因此请谨慎食用，儿童忌食）。木瓜中含有一定量的胺，如果你对胺高度敏感，请在吃木瓜时同时服用维生素 C、维生素 B_6 和钙补充剂。

注意： 木瓜和巴婆果都是低水杨酸盐食物，但二者都含有一定量的胺。因此如果你对胺高度敏感，最好不要食用木瓜和巴婆果。

保存和食用小贴士

如果没有木瓜，在食谱中使用巴婆果也是一样的。巴婆果与木瓜功效类似，果肉偏黄，通常更圆，甜度更低。

» 一定要购买整个水果，而不是预先切开的水果，因为切开的水果很容易滋生细菌。

» 如果木瓜或巴婆果没有成熟，可以先放在厨房等待成熟，然后放入冰箱冷藏，因为它们一旦成熟，就会很快腐烂。如果切开了，放入冰箱前记得裹一层保鲜膜。

木瓜相关食谱有木瓜越南春卷（第 183 页）、木瓜冰激凌（第 191 页）、健康肌肤奶昔（第 164 页）和全谷物燕麦粥（第 135 页）。

9. 藏红花

藏红花是一种非常珍贵的香料，也是一种药材。由于它的药用特性、宜人的味道和明亮的橙色，常被用于为米饭着色。藏红花对人体健康有诸多益处，几个世纪以来一直被用作天然防腐剂、助消化剂和抗抑郁剂。对有消化问题的人来说，在菜肴中加入藏红花可以减轻他们的症状。藏红花还能抗炎，因其含有藏红花醛和番红花素，还能有效地治疗胃部疾病和咳嗽。

保存和食用小贴士

» 将藏红花装入密封容器中，放入避光橱柜保存，因为阳光会破坏它的色素和风味。

» 烹饪时只需放入少许藏红花。

» 煮米饭时，可以加一点儿藏红花。

» 可以做藏红花茶（第 120 页）。

10. 梨

梨树是蔷薇科的一员。它的果实梨既含有不可溶性膳食纤维，也含有可溶性膳食纤维。这些膳食纤维可通过与胆汁酸结合清除人体内的有毒废物，有助于降低炎症性疾病、心脏病和 2 型糖尿病的患病风险。梨同时也是维生素 C 和维生素 K 的优质来源；梨还含有槲皮素和山柰酚，它们是黄酮类化合物，是具有抗真菌和抗癌作用的强效抗炎抗氧化剂。梨的水杨酸盐含量低，对消化道温和，相比其他水果更容易被消化。

保存和食用小贴士

» 市场上售卖的梨通常还未成熟，一旦成熟就会很快腐烂。因为梨中具有防腐作用的水杨酸盐的含量很低，所以购买回来后请将它们放在室内等待成熟，一旦成熟立即放入冰箱冷藏。

» 要想知道梨是否成熟，可以按压梨的顶部。如果感觉略微变软、能稍微按下去一点儿，则表明成熟了，虽然其余部分可能依旧很硬。

» 如果你想让梨快速成熟，可以将所有梨装在一个棕色纸袋中并放在室内。梨成熟了以后，如果你想减缓它们成熟的进程，可以将它们分开装在敞口塑料袋中，放入冰箱冷藏。

» 一旦去皮或切开，梨会迅速氧化（变成褐色），因此请立即食用或在沸水中短暂炖煮以防变色。

相关食谱有粉梨果酱（第 130 页）、香草梨子茶（第 121 页）和酥皮烤梨（第

159 页）。

11. 角豆

角豆因对人体健康有诸多益处而拥有超过四千年的使用历史。角豆可以用来清咽利喉和缓解儿童腹泻。

角豆不含咖啡因，比可可甜，因此我们只需添加很少的糖或不加糖就能用它做出一份美味佳肴。角豆能助消化，含有抗癌物质，还能为人体提供钙、镁、维生素 B_2、维生素 B_6 和膳食纤维等营养物质。

根据《食疗百科全书》(The Encyclopedia of Healing Foods)，角豆中含有单宁，但它不是抗营养物质。与其他许多食物中的单宁不同的是，角豆中的单宁不溶于水，因此进入人体后不会与蛋白质结合，而使其难以被消化吸收。相反，角豆中的单宁具有多种益处，包括与毒素结合、使毒素失活和抑制细菌繁殖。

角豆还能缓解饥饿感，因为它会抑制让人感到饥饿的胃饥饿素的分泌。根据研究，湿疹患者唾液中的胃饥饿素水平（相比没有患湿疹的人）明显较高，他们经常在睡前或夜间感到饥饿，从而造成难以入睡或睡眠中断。睡前喝杯角豆茶（第 120 页）既能增加湿疹患者的饱腹感，又能提高他们的睡眠质量。

保存和食用小贴士

» 可以从超市购买角豆粉、角豆粒或纯角豆糖浆。

» 将角豆装入密封容器，放入避光橱柜保存。

» 可以用角豆或角豆粉代替可可豆或可可粉（可可豆和可可粉均含有大量胺，湿疹患者禁食）。

角豆相关食谱有角豆茶（第 120 页）、角豆糖浆（第 127 页）和高蛋白冰沙（第 174 页）。

12. 白土豆

虽然土豆经常被人们错误地认为"缺乏营养"，但这种不起眼的蔬菜却富含维生素 C。白土豆富含抗氧化剂和维生素 B_6，同时也是钾、镁、铜、锰、维生素 B_5 和膳食纤维的优质来源，有助于维护肠道健康和保持皮肤清洁。此外，白土豆还含有宝贵的抗氧化剂，如硫辛酸（有助于控制血糖水平）和胆碱（有助于缓解炎症和分解肝脏中的脂肪）。

保存和食用小贴士

» 土豆皮中含有水杨酸盐。在实施湿疹排毒方案和食物不耐受诊断方案期间，不要食用土豆皮，以减少摄入水杨酸盐。

» 将土豆装入广口罐，放入避光橱柜储存。在凉爽的天气里，如果储存得当，可以保存一个月甚至更久。但最好尽快食用，土豆发青或发芽后就不能再食用了。

» 如果你对土豆敏感，请避免食用。

去皮的土豆捣碎后可以做成土豆泥，也可以烤或炸着吃。土豆相关食谱有韭葱土豆浓汤（第149页）和锡纸烤鱼配土豆泥（第156页）。

注：后文提及的土豆均特指白土豆。

第六章
其他有益的食物

我在本章为湿疹患者和化学物质不耐受患者列出了一些其他可选择的食物，包括对湿疹患者友好的生腰果、食用油、甜味剂和植物奶。

生腰果

腰果富含对皮肤有益的矿物质，包括锰、镁和锌。1/4 杯（约 40 克）腰果所能提供的铜就占人体铜每日推荐摄入量的 98%。铜是超氧化物歧化酶的重要组成成分，在缓解炎症和肝脏排毒方面发挥着关键的作用。腰果的脂肪含量比大多数坚果都低，其中 80% 的脂肪酸是不饱和脂肪酸，并且大多数是有益于心脏健康的单不饱和脂肪酸（特级初榨橄榄油中也含有单不饱和脂肪酸）。

为什么要吃生腰果？因为烤腰果中含有胺和水杨酸盐，所以请购买不含这些物质的生腰果。

"激活"腰果

腰果中含有少量植酸，植酸会与铁、锌等矿物质结合。如果你体内的肠道细菌能够充分分解植酸，那么通过食用坚果摄入的少量植酸盐通常不会对你的身体造成影响。但是如果你有消化问题或皮肤问题，最好在食用前"激活"腰果。"激活"腰果是一种古老的做法，简单来说就是将生腰果浸泡在加入少量盐的水中，取出后放在阳光下晾干。

如何"激活"腰果？

原料

· 1 或 2 杯（或者你所需的量）生腰果

· 优质海盐

· 适量水

将生腰果放在一个容器中，挑除坏的或变色的腰果。撒一层优质海盐，倒入适量水，水量以没过腰果为宜。盖上盖子，浸泡 4 小时，也可以浸泡一整夜（不要超过这个时间）。倒掉盐水，将腰果冲洗干净。如果你要做腰果酱（第 168 页）或腰果奶（第 163 页），则无须将它们晾干。

如果你想烘干腰果，使用烤箱可能导致腰果中产生胺，如果你对胺不敏感，那很好；但如果你不知道自己是否对胺敏感，你需要先完成食物不耐受测试（第 77 页）。可以用厨房纸巾擦干腰果，并将它们放入一个容器中，然后用一块纱网或布封住容器口，防止蚊虫进入。将容器放在阳光充足的窗台上晾晒 24 小时直至腰果变干。

食用腰果前请注意：如果你对腰果敏感，那么不要食用腰果。如果你不确定自己是否会对腰果产生不良反应，请在进行食物不耐受诊断方案的第 3 周测试一下。对腰果进行测试很重要，因为如果你对腰果不耐受但一直在食用，那么你的湿疹可能永远无法治愈。做这个测试可以让你清楚地了解自己的身体对一些食物的反应，从而更放心地食用它们，或在必要时避开它们。

食用油

· 米糠油

· 葵花籽油

· 精制藏红花油

米糠油中的水杨酸盐含量很低，并和橄榄油一样含有油酸和维生素 E——1 汤匙（1 汤匙 =15 毫升）米糠油可为人体提供约 40% 每日推荐摄入量的维生素 E。米糠油含有部分 omega-3 脂肪酸和大量的 omega-6 脂肪酸，所以湿疹患者应适量食用。它还含有 γ－谷维素，这是一种强抗氧化剂和植物甾醇，可帮助人体减少对胆固醇的吸收。米糠油也是烟点最高的油之一，因此用它来煎炸食物或烘焙食物都很健康。

如果你对大米或对米糠油敏感（这些情况很罕见，但仍可能发生），请不要食用米糠油。选择其他不含水杨酸盐的对湿疹患者友好的食用油，如葵花籽油和精制藏红花油，不过务必确保这些油中没有抗氧化剂和其他添加剂。

请记住：虽然这些食用油对湿疹患者较友好，但是减少油和脂肪的摄入对湿疹患者来说仍然很重要，应该仅食用适量食用油。这 3 种食用油只是可选择的油，你也可以不用油。

禁食的食用油

避免食用橄榄油、椰子油、杏仁油和其他坚果油，因为它们富含会引发瘙痒的水杨酸盐。并不是说这些食用油不好，只是它们富含水杨酸盐，所以湿疹患者应该避免食用。一旦湿疹完全消除，你可以重新试试你喜欢的食用油，看看是否会产生不良反应。

人造奶油和黄油

即使人造奶油是非乳制品，湿疹患者也不能食用它们，因为它们含有会引发瘙痒的添加剂，包括调味剂、维生素 A 和会加重湿疹的人工抗氧化剂。研究表明，在经常食用人造奶油的家庭里，小孩在 2 岁时患湿疹的可能性更大。

黄油是一种乳制品，一些改良性黄油产品常含有添加剂和软化它的其他油脂，因此湿疹患者最好禁止食用。如果你的湿疹完全消除了，且对乳制品不敏感，那么你可以试试纯酥油（澄清黄油）或不含其他油和添加剂的有机黄油。

甜味剂

· 大米麦芽糖浆（糙米糖浆）

· 纯枫糖浆

· 大麦麦芽糖浆

这 3 种甜味剂都含有少量炎症化学物质，其中大麦麦芽糖浆还含有麸质。理想情况下，湿疹患者的饮食中不应含有甜味剂。但对那些希望吃点儿甜食的患者来说，大米麦芽糖浆是最佳选择，因为它不含水杨酸盐。其次是纯枫糖浆，再其次是大麦麦芽糖浆。

植物奶

· 腰果奶（第 163 页）

· 有机豆浆（选择用全豆，而非劣质的"大豆分离物"制作的产品；如果你对麸质不耐受，请选择无麸质有机豆浆）

· 米浆（请检查食品配料表，可能含有葵花籽油）

· 燕麦奶（请注意，其中含有麸质）

由于乳制品会加重湿疹患者和过敏患者的症状，因此在实行本书中的方案时应避免食用动物奶（包括牛奶、山羊奶和绵羊奶）。如果你愿意，也可以不食用植物奶——有些人宁愿不喝奶，也不想喝植物奶，这是完全可以的。但是如果你想喝奶，或者想用奶做粥、冰沙和烘焙食品，请选择以上列出的对湿疹患者友好的植物奶（同时也要继续避免食用可能导致你过敏的食物）。

禁食的植物奶

暂时不要喝杏仁奶、椰奶，因为它们富含会引发瘙痒的水杨酸盐和胺。如果你喜欢它们，可以在湿疹完全消除后饮用，但是不要过早地将这些植物奶重新添加到你的食谱中，因为它们可能会造成湿疹复发。

选择对湿疹友好的替代品

下表的左栏列出了常见的食物，右栏列出了对湿疹患者来说安全、健康的替代品，你可以参照本表调整饮食以帮助皮肤愈合。另外，要注意避开所有会造成过敏或不耐受的食物。

湿疹友好的替代品

应排除的食物	可选择的替代品
橄榄油（包括特级初榨橄榄油）、椰子油、杏仁油、花生油及其他坚果油、菜籽油等	米糠油、糙米油、葵花籽油、精制藏红花油（不含抗氧化剂，非特级初榨油，因为其中含有水杨酸盐）
精制白糖、粗糖、红糖、糖蜜、人工甜味剂、甜叶菊、蜂蜜、龙舌兰糖浆、玉米糖浆、椰子糖、枣糖等	大米麦芽糖浆（糙米糖浆）、纯枫糖浆、枫糖、纯角豆糖浆、角豆粉（也可以选择大麦麦芽糖浆） 注意：如果你对果糖敏感，则不能食用这里列出的所有糖浆
牛奶、山羊奶、绵羊奶、黄油、奶昔、奶酪、普通酸奶、开菲尔酸奶、含乳制品的冰激凌、含乳制品的冰棒、软化的黄油（含添加剂/其他油）等乳制品	腰果奶（第163页）、米浆、有机豆奶/豆浆（使用全豆，而非"大豆分离物"制作）、燕麦奶、腰果酱*（第168页）、欧芹青酱*（第169页）、香蕉冰激凌*（第192页）、木瓜冰激凌*（第191页）、钙补充剂（第66页）

应排除的食物	可选择的替代品
猪肉及加工肉类（如火腿、培根、香肠）、含防腐剂的肉末（包装上不一定标明）	牛肉、瘦羊肉、散养鸡的鸡肉、瘦羊肉末/鸡肉末/牛肉末（不含添加剂的新鲜的肉末）
烟熏三文鱼或其他鱼、大型鱼（如鲨鱼、金枪鱼，因为它们富含汞）、金枪鱼罐头（油或橄榄油浸金枪鱼）	烤新鲜的小白鱼、新鲜的三文鱼水
人造奶油、不含乳制品的人造黄油、果酱、抹酱（包括牛油果抹酱）	腰果酱＊（第 168 页）、无芝麻鹰嘴豆泥（第 126 页）、欧芹青酱＊（第 169 页）、豆酱（第 125 页）
生蛋清、全蛋蛋黄酱、含蛋蘸酱	鸡蛋替代品（第 187 页，可在有些超市的烘焙区购买）、无芝麻鹰嘴豆泥（第 126 页，代替蛋黄酱，湿疹好转后，如果对鸡蛋不敏感了，可以每周吃 1 个散养鸡的鸡蛋）
大多数水果（富含天然化学物质）及果脯	去皮的梨（香蕉、木瓜和巴婆果在实行湿疹排毒方案期间也被允许食用）
番茄及番茄制品（包括番茄酱）、辣椒（包括甜椒）、蘑菇、南瓜、西蓝花、深色绿叶蔬菜（包括菠菜、芝麻菜等）、洋葱、大多数芽菜	胡萝卜、芹菜、土豆、红薯、豆角、抱子甘蓝、卷心菜、紫甘蓝，罗马生菜＊、结球生菜（如果你正在实行食物不耐受诊断方案，请选择结球生菜）、韭葱、小葱、大蒜、绿豆芽、小扁豆芽、斯佩尔特小麦芽
大多数芳香植物和全部香料	干的或新鲜的欧芹和细香葱、大蒜粉
酱油、沙拉酱、烧烤酱和其他酱	腰果酱＊（第 168 页）、无芝麻鹰嘴豆泥（第 126 页）、欧芹青酱＊（第 169 页）、豆酱（第 125 页）、枫糖酱（第 129 页）
大多数坚果	无盐生腰果（前提是你对坚果不敏感）
醋、腌制食品（包括腌小黄瓜）	如果你对水杨酸盐不敏感，可以选择麦芽醋＊（含有中等含量的水杨酸盐且可能含有亚硫酸盐，因此在食物不耐受诊断方案第 4 周测试水杨酸盐和亚硫酸盐敏感性之前，不要将这种成分纳入饮食）

应排除的食物	可选择的替代品
小麦粉及小麦制品（包括小麦意面和小麦面包）、泰国香米、印度香米	斯佩尔特薄饼（第143页）、斯佩尔特小麦粉、斯佩尔特酸面包、荞麦及荞麦面、糙米、低升糖指数的大米、藜麦及藜麦粉、全谷物燕麦（不含小麦成分）、米糠、糙米粉/米粉、大麦、黑麦及黑麦粉、土豆粉、大豆粉、普通无麸质面包（如果你对玉米不敏感，可以食用精制玉米粉）、无麸质米粉、无麸质鹰嘴豆派（第177页）
玉米（非精制玉米）、玉米片	原味糙米饼、咸味米饼（只含盐，不含酱油、添加剂或海藻等）、原味炒米、原味藜麦片（这款食物升糖指数很高）、全谷物燕麦片（不含干果、坚果，自制更好，这样就不会过于精制）、精制/速溶燕麦片（它们是高升糖指数食物，所以全谷物燕麦片是更好的选择）
蚕豆	其他豆类，如海军豆、小扁豆、白腰豆、鹰嘴豆、绿豆
含糖软饮料（包括果汁、苏打水）、无糖软饮料、调味或有色的矿泉水、自来水	纯净水、天然泉水（无色无味）、纯矿泉水、电解质梨汁（第122页）
咖啡、茶（包括花草茶）	角豆茶（第120页）、香草梨子茶（第121页）、健康肌肤奶昔（第164页）、芹菜排毒汁（第119页）
饼干、蛋糕（包括松饼、玛芬蛋糕）、酥皮糕点、薯片、糖果、巧克力、可可豆/可可粉	梨子玛芬蛋糕（第140页）、斯佩尔特松饼（第134页）、绿豆芽松饼（第152页）、原味米饼或年糕（无添加剂）、香蕉吐司*（第187页）、澳新军团饼干（第161页）

注：* 适用于湿疹排毒方案，而非食物不耐受诊断方案（但你可以在实行食物不耐受诊断方案的第3～5周对它们进行测试）。

Part 3

湿疹消除方案

第七章
营养补充方案

本章将详细介绍一系列营养物质，它们共同作用，能够修复、更新和滋润你的皮肤。

以下是最有助于缓解湿疹的 11 种营养物质：维生素 B_6、生物素、镁、维生素 C、锌、omega-3 脂肪酸、牛磺酸、钼、钙、维生素 D、蛋白质。

对于其他皮肤病和化学物质不耐受，请参见本章内容及第 30 ~ 34 页"皮肤病的诱因和治疗"相关内容。如果你是蛋奶素食者或纯素食者，那么需要服用以下 3 种重要的补充剂。

» 维生素 B_{12}

» 铁（如果血液检查结果提示你缺铁）

» 豌豆蛋白粉

1. 维生素 B_6

维生素 B_6 对皮肤健康和免疫系统正常运转必不可少。它是一种天然的抗组胺物质，和维生素 C 共同作用能够减少组胺不耐受，对过敏和组胺不耐受的人群非常有益。维生素 B_6 还有助于肝脏排毒，可以减少水杨酸盐、苯甲酸、食品防腐剂、谷氨酸盐、酒精和重金属的毒性作用。维生素 B_6 对人体内脂肪的正常代谢也至关重要，缺乏维生素 B_6 会使人体内的胆固醇水平升高，导致脂肪肝。

维生素 B$_6$ 的补充剂量和食物来源

维生素 B$_6$ 的别称和（或）相关物质	补充剂量	湿疹友好型食物：维生素 B$_6$ 含量
吡哆醇 吡哆胺 吡哆醛 盐酸吡哆醇	**婴儿（每日适宜摄入量）** 0.1 ~ 0.3 毫克，来自母乳或低致敏无乳糖婴儿配方奶粉 **儿童和青少年（每日推荐摄入量）** 1 ~ 4 岁：0.5 ~ 3 毫克 5 ~ 12 岁：1 ~ 6 毫克 13 ~ 18 岁：1.3 ~ 6 毫克 **成年人** 每日推荐摄入量：1.3 ~ 2 毫克 治疗摄入量：6 ~ 10 毫克	150 克烤三文鱼肉 ^*：1.2 毫克 1 个中等大小的土豆：0.7 毫克 1 杯[1]红薯 ^：0.6 毫克 1 杯土豆泥：0.5 毫克 1 杯熟小扁豆：0.45 毫克 150 克熟牛肉：0.44 毫克 150 克熟鸡肉 / 火鸡肉：0.4 毫克 100 克孢子甘蓝：0.37 毫克 1 根中等大小的香蕉 *：0.35 毫克 80 克荞麦：0.32 毫克 1 片比目鱼肉：0.3 毫克 60 克全谷物燕麦（粥）：0.19 毫克 30 克生腰果：0.16 毫克

注：* 含有胺（不适合在实行食物不耐受诊断方案的第 1 ~ 2 周食用）。[1]1 杯 =250 毫升。
^ 含有水杨酸盐（不适合在实行食物不耐受诊断方案的第 1 ~ 3 周食用）。

小贴士

B 族维生素的每日摄入量不能超过 15 毫克。请不要单独服用维生素 B$_6$，为了防止缺乏其他 B 族维生素，维生素 B$_6$ 请与其他 B 族维生素一同服用。

2. 生物素

生物素对皮肤健康和头发正常生长起着重要的作用。20 世纪 50 年代，人们便发现了生物素缺乏会引发湿疹。虽然并非所有皮肤问题都是由生物素缺乏引起的，但是补充这种 B 族维生素几乎是所有皮肤病治疗方案中必不可少的部分。食物中的生物素通常和蛋白质结合在一起，很难被人体吸收。

生物素的补充剂量和食物来源

生物素的别称和（或）相关物质	补充剂量	湿疹友好型食物：生物素含量
维生素 B_7 维生素 H	**婴儿（每日适宜摄入量）** 5 ~ 6 微克，来自母乳或低致敏无乳糖婴儿配方奶粉 **儿童和青少年（每日推荐摄入量）** 1 ~ 4 岁：8 ~ 30 微克 5 ~ 12 岁：20 ~ 60 微克 13 ~ 18 岁：30 ~ 60 微克 **成年人（每日推荐摄入量）** 30 ~ 90 微克	1 杯熟大豆：40 微克 150 克烤三文鱼 ^*：14 微克 60 克燕麦：12 微克 1 杯红薯 ^：8.6 微克 1 杯胡萝卜 ^：6 微克 1 根中等大小的香蕉 *：3 微克

注: ^ 含有水杨酸盐（不适合在实行食物不耐受诊断方案的第 1 ~ 3 周食用）。* 含有胺（不适合在实行食物不耐受诊断方案的第 1 ~ 2 周食用）。

小贴士

服用生物素、维生素 B_6、镁和锌可缓解皮肤炎症，因为它们有助于将 omega-6 脂肪酸和 omega-3 脂肪酸转化为健康的抗炎物质。

卵白障碍

湿疹好转后，如果你对鸡蛋不过敏了，可以食用鸡蛋，但要避免食用生鸡蛋，尤其要避免食用生蛋清。当蛋清中的抗生物素蛋白（又名卵白素，是生蛋清中的一种蛋白质）与生物素结合后，人体便无法消化和吸收生物素，这个现象被称作"卵白障碍"（又叫作生物素缺乏）。生物素缺乏最初的一大症状便是皮肤发炎。此外，还要禁食含生鸡蛋的冰沙、帕芙洛娃蛋白奶油蛋糕、一些蘸酱、巧克力慕斯和蛋黄酱。

3. 镁

补充镁很重要。当将镁与牛磺酸、碳酸钙和维生素 B_6 同时服用时，可以有效减轻化学物质不耐受。人体吸收镁的能力会随着年龄的增长而自然下降，缺镁是比较常见的问题，这可能是由腹泻、营养不良、低蛋白饮食（每日蛋白质摄入量不足 30克）、脂肪吸收不良、频繁饮酒和频繁使用抗生素或利尿剂引起的。

镁的补充剂量和食物来源

镁的别称和（或）相关物质	补充剂量 *	湿疹友好型食物：镁含量
碳酸镁（优质） 双甘氨酸镁（含有甘氨酸） 乳清酸镁（价格昂贵，人体易吸收） 柠檬酸镁 氧化镁（人体吸收率很低）	**婴儿（每日适宜摄入量）** 30 ~ 75 毫克，来自母乳或低致敏无乳糖婴儿配方奶粉 **儿童和青少年（每日推荐摄入量）** 1 ~ 4 岁：80 毫克（40 ~ 65 毫克来自补充剂） 5 ~ 12 岁：130 ~ 240 毫克（80 ~ 130 毫克来自补充剂） 13 ~ 18 岁：410 毫克（120 ~ 200 毫克来自补充剂） **成年人（每日推荐摄入量）** 310 ~ 400 毫克（120 ~ 200 毫克来自补充剂）	1 杯大豆：148 毫克 1 杯黑豆：120 毫克 1/4 杯生腰果：117 毫克 1 杯煮熟的斯佩尔特小麦：95 毫克 1 杯海军豆：96.5 毫克 1 杯荞麦：85.7 毫克 60 克生燕麦：80 毫克 1 杯熟糙米：83 毫克 1/3 杯大麦：81 毫克 1 片（127 克）鲔鱼片/比目鱼片：74 毫克 1 杯熟干豆：75 毫克 1 杯红薯 ^：54 毫克 1/2 杯豆腐：47 毫克 1/2 个木瓜 ^：26 毫克 1 杯土豆泥：38 毫克 1 杯抱子甘蓝：31 毫克 1 杯熟去皮土豆：31 毫克 1 份鸡肉：30 毫克 1 杯绿豆芽：22 毫克 1/2 杯韭葱：7 毫克 1/2 杯芹菜：5 毫克

注： * 此外，还需从食物中摄取镁。根据澳大利亚政府指南，镁的每日推荐摄入量在表中显示为较高剂量，较低剂量是以补充剂的形式摄入的量（剩余的量可通过食物获取）。^ 含有水杨酸盐（不适合在实行食物不耐受诊断方案的第 1 ~ 3 周食用）。

小贴士

服药期间，请不要在服药 2 小时内服用镁补充剂。

服用镁补充剂的同时还应补充维生素 B_6、牛磺酸和碳酸钙。

> 注意：如果你正在实行本书中的方案，请不要将本章提及的膳食补充剂与其他含有水果香料或蔬菜提取物的补充剂结合使用，因为它们富含水杨酸盐，会影响食物不耐受的测试结果。

缓解抑郁的营养物质

血清素和多巴胺是能让你感觉愉悦的化学物质，你的身体在合成它们的时候需要牛磺酸和辅助因子，包括维生素 B_6、维生素 B_{12}、叶酸、镁和锌。除此之外，omega-3 脂肪酸对保持大脑健康也很重要（请参见第 60 页 omega-3 脂肪酸的相关信息）。

---

4. 维生素 C

维生素 C（又名抗坏血酸）对皮肤中胶原蛋白的合成至关重要，也是伤口愈合必需的营养物质。维生素 C 是一种天然的抗组胺物质，因为它会破坏组胺分子结构中的咪唑环。维生素 C 缺乏会导致组胺中毒，从而造成过敏反应加重。如果你有过敏反应和湿疹，补充额外的维生素 C 是很有必要的。

维生素 C 的补充剂量和食物来源

维生素 C 的别称和（或）相关物质	补充剂量	湿疹友好型食物：维生素 C 含量
抗坏血酸 抗坏血酸钙 抗坏血酸钠	**婴儿（每日适宜摄入量）** 25 ～ 30 毫克，来自母乳或低致敏无乳糖婴儿配方奶粉 **儿童和青少年（每日推荐摄入量）** 1 ～ 4 岁：35 ～ 70 毫克 5 ～ 12 岁：40 ～ 140 毫克 13 ～ 18 岁：40 ～ 210 毫克 **成年人（每日推荐摄入量）** 60 ～ 210 毫克	100 克抱子甘蓝：110 毫克 150 克木瓜或巴婆果 *：90 毫克 100 克卷心菜：45 毫克 100 克韭葱：30 毫克 100 克红薯 ^：25 毫克 100 克芜菁甘蓝：25 毫克 1 个中等大小的土豆：30 毫克 100 克豆角：20 毫克 1 根香蕉 *：15 毫克 1 杯绿豆芽：14 毫克 3 根小葱：15 毫克 10 克欧芹：10 毫克

注： ^ 含有水杨酸盐（不适合在实行食物不耐受诊断方案的第 1 ～ 3 周食用）。* 含有胺（不适合在实行食物不耐受诊断方案的第 1 ～ 2 周食用）。

5. 锌

锌对皮肤的修复和保养至关重要，它可以抑制组胺的释放，并与维生素 B$_6$、铜和维生素 C 一起治疗组胺不耐受。在青少年时期，快速发育需要锌，而生长过快又会导致锌缺乏。由于锌参与调控皮脂腺的活动，缺锌会引发痤疮，还会造成皮肤干燥粗糙、损伤和伤口延迟愈合，严重缺锌甚至会诱发疱疹样皮炎、湿疹和脱发。

锌的补充剂量和食物来源

锌的别称和（或）相关物质	补充剂量	湿疹友好型食物（煮熟的）：锌含量
葡萄糖酸锌（最佳形式，易吸收）氧化锌（人体吸收率很低）	**婴儿（每日适宜摄入量）** 2～3 毫克，来自母乳或低致敏无乳糖婴儿配方奶粉 **儿童和青少年（每日推荐摄入量）** 1～4 岁：3～5 毫克 5～12 岁：6～10 毫克 13～18 岁：7～15 毫克（女孩），13～20 毫克（男孩） **成年人（每日推荐摄入量）** 女性：8～15 毫克 男性：14～20 毫克	6 只生蚝 *：27 毫克 150 克牛肉：7.7 毫克 150 克羊肉：6.4 毫克 100 克干豆：3 毫克 1 杯熟斯佩尔特小麦：2.4 毫克 100 克生糙米：2.1 毫克 60 克全谷物燕麦：1.1 毫克 100 克生精白米：1.1 毫克 1 片（127 克）鲷鱼片 / 比目鱼片：0.8 毫克 1/2 片（180 克）三文鱼 ^*：0.8 毫克 1 杯土豆泥：0.6 毫克 1 杯红薯 ^：0.6 毫克

注： * 含有胺（不适合在实行食物不耐受诊断方案的第 1～2 周食用）。^ 含有水杨酸盐（不适合在实行食物不耐受诊断方案的第 1～3 周食用）。

小贴士

食盐（钠）、钙、铁和磷会阻碍人体吸收锌，因此锌补充剂的服用时间应与这些矿物质错开 2 小时以上。

补充锌的同时服用维生素 B_6、生物素和镁，有助于缓解皮肤炎症。

6.Omega-3 脂肪酸

Omega-3 脂肪酸是一种必需脂肪酸，它对你拥有健康、水润的皮肤有着令人难以置信的重要作用。富含 omega-3 脂肪酸的食物包括亚麻籽、三文鱼、鱼油和奇亚籽。在健康人的体内，从食物中摄取的 omega-3 脂肪酸会被转化为更易被身体利用的活性成分——EPA 和 DHA。EPA 和 DHA 有助于缓解炎症，因此请确保摄入足够的 omega-3 脂肪酸。

关于亚麻籽油的研究

科学家德斯皮尔特及其同事让 2 组女性分别服用亚麻籽油或琉璃苣油 12 周（实验组），第三组服用橄榄油（安慰剂）作为对照组。在仅仅食用 1/2 茶匙亚麻籽油或琉璃苣油 6 周后，实验组女性的皮肤水分损失便减少了大约 10%。到了第 12 周，亚麻籽油显示出更强的阻止皮肤水分流失的作用；这一组女性的皮肤明显更加水润，且在受到刺激后，变红、变粗糙的情况更少，皮肤鳞屑也明显减少。而对照组女性的皮肤状况在 12 周后没有显著变化。

注意： 植物（除了某些藻类）来源的 omega-3 脂肪酸大多是未转化的，具体参见下面第一张表格。第二张表格列出了富含 DHA 和 EPA 的食物，它们大多是食用了富含 omega-3 脂肪酸的藻类的海鱼。请注意，EPA 和 DHA 的摄入量无须太高，因为它们很容易被人体吸收和利用，但这并不意味着鱼油比亚麻籽油好——我也见证了许多湿疹患者因食用亚麻籽油受益。

提示： 要想让亚麻籽油中的 omega-3 脂肪酸转化为 EPA，请与维生素 B_6、生物素、镁和锌一起食用（具体请参见第 69 页的"营养补充方案"）。

小贴士

Omega-3 脂肪酸鱼油补充剂会降低血液黏稠度，因此请在手术或分娩前几周停止服用。

实行食物不耐受诊断方案的第 1 ~ 2 周不要食用鱼油、奇亚籽或亚麻籽粉，因为在第 3 ~ 5 周将对它们进行测试。也可以选择每天食用 1/2 茶匙亚麻籽油，因为即使是化学物质不耐受的人，通常也能接受这么低剂量的亚麻籽油。

如果你对鱼不敏感，可以每周食用 1 ~ 3 次鱼（每周不超过 3 次）。

Omega-3 脂肪酸的补充剂量和食物来源

Omega-3 脂肪酸的别称和（或）相关物质	补充剂量	湿疹友好型食物：omega-3 脂肪酸含量
α-亚麻酸（alpha linolenic acid,ALA，又名亚麻酸） 注意：同时服用维生素 B_6、生物素、锌和镁有助于将体内的 ALA 转化为 EPA	**婴儿（每日适宜摄入量）** 500 毫克，来自母乳或低致敏无乳糖婴儿配方奶粉 **儿童和青少年（每日推荐摄入量）** 1～3 岁：500～800 毫克 4～8 岁：800～1000 毫克 9～13 岁：1000～1500 毫克 14～18 岁：1200～1800 毫克 **成年人（每日推荐摄入量）** 1300～2000 毫克	28 克亚麻籽 ^*：6388 毫克 28 克奇亚籽 ^*：4915 毫克 1 汤匙亚麻籽油 ^*：7200 毫克 1 茶匙亚麻籽油 ^*：2400 毫克 1 杯大豆：700 毫克 113 克豆腐：360 毫克 1 杯卷心菜：170 毫克

注： ^含有水杨酸盐（不适合在实行食物不耐受诊断方案的第 1～3 周食用）。* 含有胺（不适合在实行食物不耐受诊断方案的第 1～2 周食用）。

EPA/DHA 的补充剂量和食物来源

EPA/DHA 的别称和（或）相关物质	补充剂量	湿疹友好型食物：EPA/DHA 含量
海藻油 鱼油	**婴儿（每日适宜摄入量）** 20～30 毫克，来自母乳或低致敏无乳糖婴儿配方奶粉 **儿童和青少年（每日推荐摄入量）** 1～4 岁：40～200 毫克 5～12 岁：70～250 毫克 13～18 岁：85～500 毫克 **成年人（每日推荐摄入量）** 160～1000 毫克	100 克大西洋三文鱼 ^*：1090～1830 毫克 100 克鲱鱼 ^：1710～1810 毫克 100 克沙丁鱼 ^*：980～1700 毫克 100 克虹鳟鱼 ^*：840～980 毫克 100 克鲭鱼 ^：340～1570 毫克 150 克鲬鱼：300～400 毫克 150 克海鲂鱼：200～300 毫克

注： 请注意大型鱼，如鲨鱼、金枪鱼和新西兰红鱼，它们体内的汞含量较多，因此应避免食用（汞会使湿疹恶化）。^含有水杨酸盐（不适合在实行食物不耐受诊断方案的第 1～3 周食用）。* 含有胺（不适合在实行食物不耐受诊断方案的第 1～2 周食用）。

摄入均衡的 omega-3 脂肪酸和 omega-6 脂肪酸

Omega-6 脂肪酸也是人体的必需脂肪酸，但食用过多会加重湿疹，因为它会在体内生成花生四烯酸（炎症化学物质）。在现代西方饮食中，omega-6 脂肪酸的摄入量往往过高，即 omega-6 脂肪酸和 omega-3 脂肪酸的比例非常不均衡，高达 16 ∶ 1。根据哮喘和关节炎的相关研究，要想抑制炎症，omega-6 脂肪酸和 omega-3 脂肪酸的理想摄入比例是 3 ∶ 1 ~ 5 ∶ 1（即 omega-6 脂肪酸的摄入量最多是 omega-3 脂肪酸的 5 倍）。研究人员指出，当 omega-6 脂肪酸和 omega-3 脂肪酸的摄入比例达到 10 ∶ 1 时，便会产生不良影响。

你可以通过摄入更多的 omega-3 脂肪酸（如食用亚麻籽油）和更少的 omega-6 脂肪酸（如少吃坚果和食用油），以及避免食用人造奶油来平衡体内的必需脂肪酸的摄入量。请记住，并不需要避开所有的 omega-6 脂肪酸，因为它也是身体必需的营养物质，应该摄入适量的 omega-6 脂肪酸，防止造成 omega-6 脂肪酸缺乏。

对患有湿疹的成年人来说，想要每天摄入均衡的 omega-6 脂肪酸和 omega-3 脂肪酸（比例约为 3 ∶ 1），可以根据下表计划饮食。

omega-3 脂肪酸（约 2.4 克）	omega-6 脂肪酸（约 7.2 克）
1 茶匙亚麻籽油（含有 2.4 克 omega-3 脂肪酸和 0.5 克 omega-6 脂肪酸） ** 如果每周食用 2 次新鲜的鱼，那将提供额外的 omega-3 脂肪酸（85 克三文鱼含有 2 克 omega-3 脂肪酸，其中约 1 克为 EPA/DHA）	2 茶匙米糠油（含有 3 克 omega-6 脂肪酸）*，可用于烹饪、调味和制作蘸酱、1/4 杯生腰果（含有 2 克 omega-6 脂肪酸），以及适量的 omega-6 脂肪酸来源的其他食物，如肉、谷物和鱼（85 克三文鱼含有 0.5 毫克 omega-6 脂肪酸）

注： * 如果你对米糠油过敏或敏感，可以使用少量葵花籽油或藏红花油，它们都不含水杨酸盐。请注意，1 茶匙葵花籽油或藏红花油含有 3 克 omega-6 脂肪酸，它们的 omega-6 脂肪酸含量是米糠油的 2 倍，因此，葵花籽油或藏红花油每天的摄入量应该不超过 1 茶匙；其他种类的油都富含水杨酸盐，要禁食。** 由于有些人对鱼过敏，因此在这里并没有以鱼为例进行说明。

7. 牛磺酸

牛磺酸是一种神奇的含硫氨基酸，是肝脏分解化学物质所必需的营养物质。牛磺酸具有抗炎作用，有助于防止炎症造成的组织损伤。外用类固醇戒断综合征患者血液中的一氧化氮含量通常过高，这使得他们感到又热又痒，而牛磺酸有助于减少人体内过量的一氧化氮，因此患者在恢复期间补充牛磺酸是有益的。

牛磺酸还有助于大脑运转，它是大脑中一种重要的抑制性神经递质，具有抗焦虑和抗压作用。研究表明，抑郁症患者体内的牛磺酸水平可能显著降低。

牛磺酸的补充剂量和食物来源

牛磺酸的别称和（或）相关物质	补充剂量	湿疹友好型食物：牛磺酸含量
天然牛磺酸	**婴儿（每日适宜摄入量）** 3～8 毫克（100 毫升母乳或低致敏无乳糖婴儿配方奶粉） **儿童和青少年（每日推荐摄入量）** 1～4 岁：50～100 毫克 5～12 岁：100～140 毫克 13～18 岁：140～500 毫克（不包括来源于食物的牛磺酸） **成年人（每日推荐摄入量）** 200～500 毫克 每日最多 2 克，分次服用	85 克冷水鱼：120～400 毫克 85 克鸡肉：185 毫克 85 克熟牛肉 / 羊肉：30 毫克

小贴士

牛磺酸补充剂有助于预防脂肪肝，1/3 的湿疹患者患有脂肪肝。

牛磺酸缺乏可以通过全血检测（而非血浆、尿液或粪便检查，因为它们都不太准确）来测试。

8. 钼

湿疹患者通常对富含亚硫酸盐的食物（包括葡萄酒、葡萄汁和醋）不耐受，这可能是缺钼导致的。对亚硫酸盐不耐受的症状包括荨麻疹、哮喘、皮肤变色、肿胀和腹泻。缺钼的症状包括痤疮、过敏、哮喘、心率加快、亚硫酸盐不耐受、其他多种化学物质不耐受等以及对霉菌和酵母不耐受。

亚硫酸盐不耐受是如何发生的？钼在激活一种叫作亚硫酸盐氧化酶的过程中起着重要的作用，这种酶是肝脏分解亚硫酸盐所必需的一种重要的酶。钼有助于肝脏安全地代谢药物和毒素。例如，如果你食用了高糖食物，肠道内很可能会感染白色念珠菌，在念珠菌死亡过程中会产生一种名为乙醛的毒素，这种毒素会导致疲劳、脑雾、关节疼痛和皮肤问题。此时服用钼可以减轻这些症状，因为它有助于肝脏排毒，使乙醛失活。

钼的补充剂量和食物来源

钼的别称和（或）相关物质	补充剂量	湿疹友好型食物：钼含量
三氧化钼 钼氨基酸螯合物	**婴儿（每日适宜摄入量）** 2 ～ 3 微克，来自母乳或低致敏无乳糖婴儿配方奶粉 **儿童和青少年（每日推荐摄入量）** 1 ～ 4 岁：17 ～ 22 微克 5 ～ 12 岁：22 ～ 45 微克 13 ～ 18 岁：34 ～ 67 微克（女孩）； 43 ～ 67 微克（男孩） **成年人（每日推荐摄入量）** 45 ～ 67 微克（最多 150 微克）	1/2 杯小扁豆：74 微克 1/2 杯干豌豆：73 微克（禁食新鲜的豌豆） 1/2 杯利马豆：70 微克 1/2 杯大豆：64 微克 1/2 杯黑豆：64 微克 1/2 杯鹰嘴豆：61 微克 1/4 杯燕麦：28 微克 2 杯罗马生菜 ^：5.6 微克 1/3 杯大麦：26 微克 1/2 杯胡萝卜碎 ^：3 微克 1/2 杯芹菜碎：2.5 微克

注： ^ 含有水杨酸盐（不适合在实行食物不耐受诊断方案的第 1 ～ 3 周食用）。

小贴士

钼是人体必需的矿物质，人体无法合成，因此你需要从饮食中摄取。富含钼的食物是豆类（包括小扁豆），所以如果你不食用这些食物，可能造成钼缺乏。

患有克罗恩病或麸质不耐受等胃肠道疾病的人在后期可能都会缺钼。

将钼与牛磺酸、维生素 B_6、维生素 B_5 和锌一起服用，有助于肝脏分解化学物质。

9. 钙

钙是人体内最丰富的矿物质，在健康、无湿疹的皮肤中含量很高。缺钙的症状包括湿疹、焦虑、多动、抑郁、心悸和食物不耐受等。钙可以增强皮肤抵御尘螨侵害及感染的能力。钙还可以通过触发油脂的生成，维持皮肤表皮层保湿性油脂的分泌。

碳酸钙通常被用作水杨酸盐不耐受的治疗药物。

钙的补充剂量和食物来源

钙和（或）相关物质	补充剂量	湿疹友好型食物：钙含量
碳酸钙 磷酸钙	**婴儿（每日适宜摄入量）** 210～270 毫克，来自母乳或低致敏无乳糖婴儿配方奶粉 **儿童和青少年（每日推荐摄入量）** 1～4 岁：200～500 毫克 5～12 岁：400～1000 毫克 13～18 岁：600～1000 毫克 **成年人（每日推荐摄入量）** 600～800 毫克	100 克豆腐：350 毫克 1 杯高钙豆浆或米浆：300 毫克 100 克沙丁鱼 ^*：300 毫克 100 克三文鱼 ^*：200～300 毫克 1/2 杯毛豆：130 毫克 1 碗（240 毫升）燕麦片/粥：99～110 毫克 1/2 杯白豆：96 毫克 1 杯红薯 ^：76 毫克 80 克虹鳟鱼 ^*：73 毫克 100 克鲷鱼/比目鱼：23～55 毫克 1 杯豆角：55 毫克 100 克卷心菜：40 毫克 1/2 杯芹菜：20 毫克 1 杯熟斯佩尔特小麦：19 毫克 1/2 杯韭葱：15 毫克

注： ^ 含有水杨酸盐（不适合在实行食物不耐受诊断方案的第 1～3 周食用）。* 含有胺（不适合在实行食物不耐受诊断方案的第 1～2 周食用）。

小贴士

钙补充剂与药物、铁和锌补充剂不能同时服用，时间间隔应超过 2 小时。

摄入较高剂量的钙有助于减少人体对铅和其他有害重金属的吸收。

缺钙会导致失眠和睡眠质量不佳——你可以通过补充钙、甘氨酸和镁来改善睡眠质量。

10. 维生素 D

人体皮肤受到阳光直射后可以自行合成维生素 D，此外，还可以通过饮食获得维生素 D。波士顿儿童医院的医护人员发现，与轻度异位性湿疹儿童患者相比，中重度异位性湿疹儿童患者体内的维生素 D 水平明显较低。缺乏维生素 D 会导致一系列健康问题，如佝偻病、骨骼健康不佳、严重疲劳、银屑病和肌无力。维生素 D 缺乏的症状包括湿疹、疲劳、关节疼痛或僵硬、银屑病和肌无力。

维生素 D 的补充剂量和食物来源

维生素 D 和（或）相关物质	补充剂量	湿疹友好型食物：维生素 D 含量
维生素 D_3 注意：许多维生素 D 补充剂都是以大豆为基础的	**婴儿（每日适宜摄入量）** 5 微克，来自母乳或低致敏无乳糖婴儿配方奶粉 **儿童（每日推荐摄入量）** 1 ~ 4 岁：5 微克 5 ~ 12 岁：5 ~ 10 微克 **成年人（每日推荐摄入量）** 5 ~ 20 微克	100 克烤鲱鱼 ^：25 微克 150 克烤虹鳟鱼 ^*：16.5 微克 150 克烤三文鱼 ^*：14.4 微克 100 克熟鲭鱼 ^：5.4 微克 100 克鲔鱼：1 微克

注： ^ 含有水杨酸盐（不适合在实行食物不耐受诊断方案的第 1 ~ 3 周食用）。* 含有胺（不适合在实行食物不耐受诊断方案的第 1 ~ 2 周食用）。如果你对海鲜不过敏，在实行食物不耐受诊断方案时，可以选择食用新鲜的鱼，如鲔鱼。

小贴士

在傍晚或睡前服用维生素 D 会导致失眠，因此请在白天早些时候服用。

频繁使用可的松乳膏会使皮肤中的维生素 D 流失。

由于维生素 D 是在皮肤受到阳光直射后合成的，因此每天少时多次地晒太阳结合健康饮食和服用膳食补充剂有助于维持体内维生素 D 的水平。

11. 蛋白质

如果你是纯素食者或蛋奶素食者，或者年龄超过 60 岁，或者想通过补充蛋白质来辅助你的体重训练计划，那么无味的、没有添加其他成分的纯豌豆蛋白粉是不错的选择。豌豆蛋白中的半胱氨酸和蛋氨酸的含量低、赖氨酸的含量高（所以它是一种不完全蛋白质），你可以购买糙米蛋白粉，将它与豌豆蛋白粉混合食用，因为糙米蛋白中的半胱氨酸和蛋氨酸的含量高、赖氨酸的含量低，这样的组合能为你提供优质、完全的蛋白质。

蛋白质的补充剂量和食物来源

蛋白质 和（或）相关物质	补充剂量	湿疹友好型食物：蛋白质含量
各种氨基酸	**婴儿（适宜摄入量）** 每日 10 克，来自母乳或低致敏无乳糖婴儿配方奶粉 **儿童和青少年（每日推荐摄入量）** 1 ~ 3 岁：14 克 4 ~ 8 岁：40 克 9 ~ 13 岁：35 克（女孩），65 克（男孩） 14 ~ 18 岁：45 克（女孩），65 克（男孩） **成年人：每日推荐摄入量** 男性：64 ~ 81* 克 女性：46 ~ 57* 克	**动物来源** 150 克鸡肉：42 克 150 克牛肉或羊肉：40 克 150 克鱼肉：36 克 **植物来源** 1 杯大豆：28.6 克 25 克豌豆蛋白粉：20 克 113 克豆腐：18 克 1 杯熟小扁豆：18 克 1 杯白腰豆 / 黑豆 / 利马豆：15 克 1 杯鹰嘴豆：14.5 克 1/4 杯燕麦：6.6 克 100 克熟意大利面：5 克 28 克生腰果：5 克

注： * 较高剂量适用于 70 岁以上的人。

小贴士

所有蛋白粉都富含谷氨酸，因此对谷氨酸盐不耐受或敏感的人会对蛋白粉产生不良反应。如果你对所有的蛋白粉都有不良反应，请停止食用并从其他食物中获取蛋白质。

蛋白质对保持皮肤健康至关重要，因此请检查自己是否摄入了足量的蛋白质——摄入量既不可过多也不可过少。

常见问题

"这里列出的所有营养物质我都需要单独补充吗？"

如果你不愿意，不必单独补充。可以选择含有钼、维生素 C、牛磺酸、生物素、镁、锌、维生素 B_6 和其他 B 族维生素的补充剂。

"我正在服用某些药物，我的医生说我不能服用补充剂，这会对我的症状造成不良影响吗？"

你如果在饮食之外服用补充剂，会更容易消除湿疹，因为它们会加快皮肤愈合。但如果你正在服用药物并且你的医生建议你不要服用补充剂，请参照本章中的表格食用相关食物以确保你从食物中摄取了正确且足够的营养物质。你可以从食物不耐受诊断方案开始，为期 5 周，然后实施湿疹排毒方案。

"我需要补充益生菌吗？"

如果你服用了一个疗程的抗生素，那么补充益生菌会对你有所帮助（因为抗生素会同时杀死有益菌和有害菌），益生菌还能帮助你解决某些肠道问题。但请注意，益生菌富含胺，35% 的湿疹患者会对胺产生不良反应，因此服用益生菌可能会加重湿疹。如果你想服用益生菌（如鼠李糖乳杆菌），可以在实行食物不耐受诊断方案的第 3 周进行测试。

12 周方案

虽然有些人实行方案后见效很快，但要想从内到外治愈身体可能需要一定的时间，特别是如果你经常使用外用类固醇药物或免疫抑制剂。本章并没有提及仅抑制炎症的药物或成分，因为如果治疗依赖于这些药物或成分，炎症还会复发。因此，请遵循营养补充方案至少 12 周以获得最佳效果。这是一个安全的饮食方案，需要的话你也可以长期实行下去。

营养补充方案

首次实行该方案时，你每 3 天就要引入一种新的补充剂。下页表是适用于健康的成年人、青少年和儿童（1 岁以上）的膳食补充指南。

上午和中午（随早餐、零食或午餐服用）	下午或晚上
补充维生素 B_6、生物素、维生素 C、牛磺酸、锌、钼、镁、维生素 B_{12} 等，随食物服用，具体剂量请参照说明书	补充钙、镁和甘氨酸，随食物服用，具体剂量请参照说明书
有机亚麻籽油（富含 omega-3 脂肪酸）：可在一天中的任意时间随食物服用 从最低剂量开始： ·儿童：每日 1/4 ~ 1/2 茶匙 ·青少年：1/2 ~ 1 茶匙 ·成年人：1/2 ~ 2 茶匙 如果你对胺或水杨酸盐高度不耐受，请按照最低剂量服用——通常来说，1/2 茶匙的量是可以接受的。青少年和成年人也可以服用胶囊。如果你对亚麻籽油有不良反应，请试试其他富含 omega-3 脂肪酸的食物	其他选择：鱼（富含 omega-3 脂肪酸）。如果你对海鲜不敏感，请每周食用 2 ~ 3 次新鲜的鱼
其他选择：如果你被确诊为缺乏维生素 D，请及时补充（注意：维生素 D 补充剂通常含有添加剂。使用维生素 D 补充剂时，请测试一下你的皮肤是否会对它产生反应）	其他选择：纯素食者、蛋奶素食者、60 岁以上的老年人及需要补充蛋白质的健身人士，均可选择豌豆蛋白或大米蛋白（未经调味、未添加其他成分）。请参见第 174 页的高蛋白冰沙食谱，你可以在一天中的任意时间，尤其是在运动后食用 1 ~ 2 次蛋白冰沙

注： 该方案没有考虑个人健康史，因此可能不适合孕妇和正在服用药物的人，请根据自身情况调整。

第八章
食物不耐受诊断方案

　　我发现食物不耐受诊断方案非常有效。尽管在此之前，我一直遵循新鲜的、未经加工的素食饮食法，但我的健康和精力并不总处于最佳状态，我总是感到恶心和疲倦。在见到卡伦之前，我已将蔬菜的摄入量增加到每天5～7份，以及每天食用2份水果。此外，我还避免摄入糖、酒精、咖啡因和麸质，不喝果汁、苏打水，也不食用乳制品和包装食品。但奇怪的是，我吃得越"健康"，浮肿、皮肤瘙痒和疲倦的程度反而越严重。直到我知道了食物不耐受诊断方案，不再食用一些之前经常吃的食物后，我才感觉好多了。只实行了几天，我便不再受腹胀、皮肤瘙痒和反酸的困扰。如果我从来没有尝试过食物不耐受诊断方案，那么我将永远不会知道原来它的效果这么棒。所以我想向所有跟原来的我有同样的困惑和感到沮丧的人推荐这种方案，只需5周，实行起来非常简单。

贾纳

　　本章将为你提供遵循食物不耐受诊断方案所需的全部信息。让我们从一名患者的案例研究开始。

● 案例研究：珍妮

珍妮今年 28 岁，在她只有 2 个月大的时候就被诊断出患有湿疹，而且湿疹一直没有消失。在她小的时候，她的手肘、手腕、腘窝和脖子上都有湿疹。20 岁时，她被诊断出患有甲状腺疾病，在针对甲状腺进行治疗后，她的湿疹恶化了——她从头到脚长满了湿疹，而且非常痒，痒到睡不着觉。27 岁时，她开始实施湿疹排毒方案，她的皮肤终于不再那么痒了。

珍妮来找我时，她的皮肤状态有时候很好，但是某一天又会无缘无故地忽然出现问题。慢慢地她意识到，当自己压力很大时，皮肤就会变得很糟。在后续的咨询和治疗过程中，我发现她可能患有严重的水杨酸盐不耐受。之后，她从饮食中去除了含水杨酸盐的食物（这是食物不耐受诊断方案中的一项措施），包括红薯、胡萝卜、木瓜和甜菜根，一周后她的湿疹便消失了。

珍妮说："患湿疹 28 年后，我的皮肤终于变得柔嫩光滑。我曾经彻夜难眠，现在可以一觉睡到天亮。我拥有了更稳定的人际关系，也变得更加自信。朋友们都说我看起来更年轻、更健康、更快乐了！坚持住，朋友们！我遵循卡伦推荐的饮食方案已经一年多了，有时候确实很难，但是在坚持 8 个月不摄入含水杨酸盐的食物后，我的皮肤变得清透细腻。然后，我又重新摄入中等水杨酸盐含量的食物，如甜菜根，但我的皮肤没有产生不良反应，也就是说，我对水杨酸盐的敏感度降低了。我发现，在和朋友出去吃饭后，我的皮肤偶尔还是会痒，但也只是痒而已。以前，我的皮肤一痒便会红肿，但现在没有了。我有过几次'大动作'——毫不节制地吃任何我想吃的东西，第二天也只是手部出现了轻微的反应，没有其他不适。后来，我服用了卡伦推荐的膳食营养补充剂，以帮助皮肤更快地恢复。"

珍妮的案例是一个很好的例子，说明通过一些尝试和调查可以发现自己对哪些食物或化学物质不耐受。由于她患的是长期湿疹，因此她花了 8 个月的时间才使皮肤恢复正常，但她之后能够重新扩大饮食范围，饮食中再次纳入了甜菜根、荷兰豆、芦笋、红薯、胡萝卜和南瓜等中等水杨酸盐含量的食物，甚至还添加了一些水杨酸盐含量很高的香料。她仍然对某些水杨酸盐含量较高的食物（如柠檬、蓝莓和泰国皇帝蕉）敏感，这些食物会使她的皮肤红肿，因此她依旧不能食用它们。她还患有乳糖不耐受，所以也不能食用乳制品。她可以放心地吃煮熟的鱼，包括三文鱼和金枪鱼，它们是 omega-3 脂肪酸的优质来源。珍妮成功地完成了食物不耐受诊断方案，现在她正在实施湿疹排毒方案并继续尝试扩大她的饮食范围。

关于食物不耐受诊断方案

下表列出了水杨酸盐和胺含量很低、并不含谷氨酸盐的食物。请注意，这些食物中有一小部分含有单宁、硝酸盐和致甲状腺肿大物质，如果你对这些化学物质敏感，请在实行该方案期间避免食用这些食物。请记住，这是一个诊断性方案，目的是通过 14 天限制性饮食，找出让你产生不良反应的触发性食物。我知道这一开始可能让人望而生畏，但这个方案确实能帮助你找到自己的触发性食物，所以请在指定的时间内严格执行。

购物清单

下表列出了你在实行食物不耐受诊断方案时可以食用的食物。

食物不耐受诊断方案购物清单

水果及水果制品

✧ 去皮的梨（T）、梨罐头（蔗糖糖浆罐头，非玉米糖浆或果汁罐头）

无麸质食物

✧ 竹芋

✧ 荞麦

✧ 无麸质燕麦

✧ 鹰嘴豆 / 鹰嘴豆粉

✧ 低升糖指数的澳大利亚多格拉（Doongara）大米

✧ 精白米（非泰国香米和印度香米）

✧ 原味炒米

✧ 原味大米片

✧ 白藜麦、藜麦片

- ◇ 原味米粉

含麸质谷物

- ◇ 大麦（G）
- ◇ 全谷物燕麦（G）
- ◇ 黑麦（G）
- ◇ 斯佩尔特酸面包（G，确保不含小麦粉，不含添加剂或酵母）
- ◇ 斯佩尔特小麦粉（G）

蔬菜

- ◇ 竹笋
- ◇ 抱子甘蓝（O）
- ◇ 卷心菜（O）
- ◇ 紫甘蓝（O，T）
- ◇ 芹菜（N）
- ◇ 豆角
- ◇ 结球生菜
- ◇ 韭葱
- ◇ 绿豆芽
- ◇ 土豆（去皮）
- ◇ 小葱
- ◇ 新鲜的大蒜
- ◇ 新鲜的欧芹
- ◇ 新鲜的细香葱

芳香植物 / 香料

- ◇ 大蒜粉
- ◇ 藏红花
- ◇ 干的欧芹
- ◇ 干的细香葱

植物蛋白来源

- ◇ 豆类（不包括蚕豆），包括黑豆 (T)、鹰嘴豆、小扁豆（红色的、棕色的等）、

豌豆

✦ 有机豆腐（原味）

动物蛋白来源（新鲜的/非冷冻的，不含防腐剂）

✦ 牛肉

✦ 鸡肉（去皮）

✦ 鱼肉（仅限白鱼，如鲥鱼、鳕鱼、银色多利鱼等）

✦ 羊肉

✦ 兔肉

饮品（无色、无味，不含藻类）

✦ 米浆

✦ 矿泉水

✦ 天然泉水

✦ 有机豆浆

调味剂

✦ 角豆粉（T）

✦ 纯枫糖浆

✦ 纯角豆糖浆（T）

✦ 大米麦芽糖浆（糙米糖浆）

✦ 优质海盐（无抗结剂）、喜马拉雅盐

✦ 香草（T）

油

✦ 米糠油/糙米油（如果对大米过敏，请使用没有添加抗氧化剂的藏红花油或葵花籽油）

其他

✦ 角豆粒（T）

注意： 你不需要吃掉这份清单上的所有东西。避开你的致敏食物。小米、西米、芜菁甘蓝和大麦麦芽含有较少的水杨酸盐，虽然上表中没有，但是它们也是实行食物不耐受诊断方案期间可食用的。

G，含有麸质；N，含有硝酸盐；O，含有致甲状腺肿大物质；T，含有单宁。

湿疹友好型派对小食

以下是一系列适用于特殊场合的派对小食，但它们都含有低水平的水杨酸盐，因此不建议每天食用。

湿疹友好型派对小食

零食	饮料	酒类（原味、不含防腐剂）
自制焦糖	无咖啡因黑咖啡（T）	金酒
薯片（只用盐调味）	不含防腐剂的柠檬水	伏特加
原味太妃糖		威士忌
白色棉花糖	**甜点**	（与矿泉水或柠檬水混合）
澳新军团饼干（第 161 页）	透明无色的柠檬冰块 / 柠檬棒冰 / 柠檬冰棍	

注：T，含有单宁。

"发痒食物"侦探日记

在实行食物不耐受诊断方案的 5 周里，记录饮食日记很有帮助。如果你的孩子患有湿疹，请鼓励他们成为"食物侦探"，通过记录自己每天的饮食，在每天结束时评估他们的湿疹状况。

·让孩子明白，他们实行这个短期饮食计划的目的是帮助他们止痒和消除湿疹。

·鼓励孩子成为"食物侦探"，参与自己的治疗过程，这样他们在学校或朋友家时就不太可能偷吃会引发皮肤问题的食物。

不同于相对宽松的湿疹排毒方案，食物不耐受诊断方案要求严格遵循，否则可能获得无效的结果。该方案不是 80/20 饮食法——如果你只在 80% 的时间里严格执行方案，那么你将无法准确诊断自己对哪种化学物质不耐受。5 周后，你可以在开始湿疹排毒方案前进行短暂的休息，如外出就餐和参加社交活动。在第 79 ~ 82 页，我将指导你如何执行为期 5 周的食物不耐受诊断方案。

小贴士

以下是一些帮助你顺利通过食物不耐受诊断方案的提示。

肉类和海鲜

前2周，所有的肉类和鱼都要现做现吃；如果有剩，不要食用，因为剩的肉类或鱼中含有胺。最好购买新鲜的肉类，而非加工肉类进行烹饪，当然，有机肉类是首选。冷冻海鱼中的胺含量很高，因此不能在前2周的食物排除期食用。

可以用优质海盐、新鲜的或干的欧芹、新鲜的或干的细香葱、新鲜的大蒜或大蒜粉来给肉类或鱼调味。不要使用超市里购买的大蒜酱或由其他调料或香料做成的酱，因为它们中可能含有醋和其他有可能影响诊断结果的成分。

高汤或肉汤

不要食用直接从超市里购买的高汤或肉汤，即使是自己刚熬出来的也不行，因为它们含有谷氨酸盐和胺，有可能影响诊断结果。可以使用第151页的蔬菜汤食谱。如果你在第3周通过了胺不耐受测试，我在后文提供了食疗高汤食谱（第184页），从第4周开始，你可以用它调味。

食物不耐受测试

以下说明将指导你完成为期5周的食物不耐受诊断方案的每个步骤，帮助你发现触发性食物和敏感性食物。

常见问题

"不良反应需要多长时间才会出现？"

人体对特定食物的过敏反应可能在食用了这种食物1～3天后出现，而对某一化学物质不耐受可能需要10天才会出现明显迹象（但通常你在1～7天内就会有所察觉）。不良反应也可能即时出现，如果你的症状不断恶化，请停止测试，直到不良反应消退后再开始下一轮测试。最好在早上，而不是晚上进行测试，这样你一整个白天都可以监测自己的身体状况。

如果你有哮喘或过敏史，建议在严密的医疗监督下实行食物不耐受诊断方案或提前准备好药物，如哮喘药和肾上腺素注射笔。不要测试任何你已知的会产生过敏

需要避免的常见错误

· 在这5周里，不要突然停止使用外用类固醇药物或免疫抑制剂，因为你可能会出现戒断症状，而这会混淆测试结果。

· 请不要跳过"咖啡因/糖戒断周"（第21～22页），因为你需要分别戒掉咖啡因和糖。

· 确保不要食用剩肉或剩鱼，因为它们在烹饪并冷藏一夜后会产生胺——这是一个常见的错误，会影响胺不耐受测试结果。另外，冷冻海鱼中也含有大量胺，应避免食用。

· 规划自己的饮食时，请分清楚"湿疹排毒方案"和"食物不耐受诊断方案"的食谱，后者标有"fid"，避免选择错误，因为湿疹排毒方案食谱包含了更多的食物成分。

· 不要在压力大的时候做这个测试——确保心情平和，并且能照顾好自己。

· 不要等到饥饿或过度饥饿时再开始烹饪，试着花一些时间按照书里推荐的食谱准备三餐，这会让你的饮食更享受。如果提前烹饪，你将有很多食物可以选择。

· 即使你的湿疹恢复的速度很快，也不要急于跳过测试阶段。花一点时间确定造成湿疹的特定化学物质。例如，在测试过程中，你可能会对水杨酸盐和谷氨酸盐产生不良反应，但不会对胺产生不良反应，那么接下来你就可以扩大饮食范围，把含胺的食物纳入饮食中。

· 不要对你的皮肤会在2周内完全变清透抱有很大希望，其有可能在1～12周内变得清透，有时甚至需要更长的时间。在测试期间尽量保持冷静和耐心，保证充足的休息，并准备好冰袋以缓解皮肤瘙痒。

- 如果你对可发酵碳水化合物、豆类或果糖有不良反应，请不要在此期间食用它们。

- 不要购买含抗氧化剂或其他添加剂的油或产品（请参见第90页的"应避免的添加剂"列表）。

- 不要使用抗组胺药物，因为它们会影响测试结果。如果你正在使用抗组胺药物，请停止使用一个月后再进行测试。一旦知道自己的触发性食物，你就不再需要它们了。

- 你需要注意在此期间是否有任何不良反应，如偏头痛、注意缺陷多动障碍等（请参见第10页的水杨酸盐不耐受症状），而不是仅仅关注湿疹的变化。

反应的食物。

第1～14天: 低水平化学物质暴露

在这2周内，请从"食物不耐受诊断方案购物清单"（第73～75页）中选择食材，它们的胺和水杨酸盐的含量都较低。请严格遵守此食物清单，否则检测结果无效，你可能需要重新开始。注意记录皮肤在这2周里的变化情况和你自己的感觉。

如果愿意的话，你还可以通过写饮食日记来记录你的身体对全新饮食的反应。

第15～21天: 胺不耐受测试

现在到了有趣的部分。本周你将测试自己对一系列富含胺的食物的反应并将自己对每种食物的反应记录下来，你可以更改要测试的食物的顺序。你可以在这一周里搭配食用多种富含胺的食物；也可以测试对一些胺含量非常高的食物是否不耐受，例如，将100%纯可可粉（不含乳制品）混合到热米浆中，制成米浆可可饮用（不要饮用市售的热巧克力或热可可，因为它们含有其他成分）。

不是每个人都对胺不耐受，进行测试通常是一个很好的开始。如果你已经知道

> 注意：在进行胺不耐受测试时，要关注自己是否对一系列含胺食物都会产生不良反应，如果你只对其中一种含胺食物产生不良反应，那只能说明你很可能对该食物过敏，不能说明你对胺不耐受。

自己对胺敏感，请跳过此步骤，直接进行水杨酸盐的敏感度测试。

如何进行胺不耐受测试？

第 15 天：食用 2 ~ 3 根香蕉（胺含量处于中等水平），不要食用泰国皇帝蕉，因为它们含有水杨酸盐（下周将进行水杨酸盐不耐受测试）。试试用米浆做的香蕉冰激凌（第 192 页）。如果你已经知道自己对香蕉敏感，请跳到第 16 天。如果你食用香蕉后没有产生不良反应，请在测试周内继续食用香蕉。

第 16 天：食用 1 杯新鲜的巴婆果并继续食用香蕉。如果你对巴婆果没有反应，请继续食用。你可以在这一天煮点儿肉吃，并剩下一些用于明天的测试。

第 17 天：如果食用肉，请在午餐时食用昨天剩的肉（如鸡肉或羊肉）。如果你是蛋奶素食者或纯素食者，请直接跳至第 18 天的内容，并再重复一次这一天。

第 18 ~ 19 天：饮用自制的热巧克力（胺含量很高）。购买 100% 纯可可粉——不要用可可豆，因为它含有大量可能会引起不良反应的植物化学物质。请注意，无论你是否对胺敏感，可可粉和可可豆都可能会引起皮肤干燥，长时间持续食用很可能会影响测试结果，因此我没有将它们纳入食物不耐受诊断方案购物清单。如果你的症状加重了——这可能是对胺敏感或对某种食物过敏的反应，请暂停测试，给身体恢复的时间。如果到目前为止你没有出现任何不良反应，请继续进行测试。

第 20 天：如果你对海鲜不敏感，可以食用新鲜的三文鱼（没有经过熏制或腌制的）或冷冻的白鱼。在这一天，你还可以测试其他富含胺的食物，如不含乳制品的益生菌（原味的）或鱼油（不含任何添加剂，纯油）。如果你的症状加重了，请暂停测试并等待皮肤恢复。

> **胺相关研究结果**
>
> 胺会引起血管扩张，从而加重外用类固醇戒断综合征、头痛和红斑痤疮。36% 湿疹患者和 62% 有一系列全身性问题的人对胺不耐受。

第 21 天：现在，停止食用富含胺的食物（如果在之前的测试中你没有产生不良反应，你可以在水杨酸盐不耐受测试结束后再次食用）。开始为水杨酸盐不耐受测试做准备。如果你在胺不耐受测试期间出现了不良反应，请等症状消失后再开始进行水杨酸盐不耐受测试。

第 22 ~ 28 天：水杨酸盐不耐受测试

通过以下测试，看看你是否对水杨酸盐不耐受，请在测试期间避免食用富含胺的食物。

第 22 ~ 23 天：测试含有中等水平水杨酸盐的食物，包括胡萝卜、荷兰豆、南瓜、芒果和甜菜根。

第 24 天：测试高剂量的亚麻籽油或亚麻籽（亚麻籽中含有胺，因此你需要确保自己不会对胺产生不良反应）。年龄超过 1 岁的儿童每天可摄入 1 茶匙亚麻籽油，青少年和成年人每天可随食物摄入 2 ~ 3 茶匙亚麻籽油。如果你对胺不耐受，请直接跳至第 25 天的测试内容。

第 25 ~ 26 天：测试水杨酸盐含量较高的食物，包括甜椒、西葫芦、黄瓜、苜蓿、杏、草莓和蓝莓。尽情享用吧！

第 27 ~ 28 天：测试水杨酸含量非常高的食物，包括蜂蜜、咖喱粉或其他香料。如果在开始水杨酸盐不耐受测试的 7 ~ 10 天内都没有产生不良反应，那么你很可能对水杨酸盐不敏感，所以可以放心食用这些食物。如果你实在无法确定自己是否对水杨酸盐不耐受，可以直接试试阿司匹林，因为它的水杨酸盐含量更高（如果你患有哮喘，请不要服用阿司匹林！）。

第 29 ~ 35 天：谷氨酸盐、腰果和鸡蛋不耐受测试

如果你完成了胺不耐受和水杨酸盐不耐受测试，那么现在可以进行谷氨酸盐不耐受测试了。

第 29 ~ 32 天：测试酱油（含有谷氨酸盐和胺）或你打算服用的含谷氨酸盐的膳食补充剂，如谷氨酰胺粉或纯豌豆蛋白粉（确保不含其他成分）。如果你没有产生不良反应，请直接跳至第 33 天。

第 33 天：测试纯味精粉。如果你患有哮喘，不要进行这项测试！你可以在超市或者网上购买。为什么要买纯味精粉？因为测试单一成分更能说明问题，如果你出现了不良反应，你立刻就知道自己是对这种成分敏感，而不是对某种食物过敏。

第 34 天：如果你对坚果不过敏，请测试无盐生腰果。这是一项选做的测试，因为腰果的水杨酸盐含量较低，并且在实施湿疹排毒方案时会用到它，因此做这项测试只是为了让你知道自己是否对腰果敏感。

> **水杨酸盐相关研究结果**
>
> 52% 湿疹患者、62% 荨麻疹患者、69% 肠易激综合征患者、62% 偏头痛患者和 74% 有行为问题（如注意缺陷行为障碍）的人对水杨酸盐不耐受。

如果你的皮肤在实行食物不耐受诊断方案期间变得很糟糕，并且你不确定是否与水杨酸盐或胺相关，请参见第十一章。

第 35 天：如果你想吃鸡蛋，那就测试一下自己是否会对鸡蛋产生不良反应。这也是一项选做的测试，确定它们不会引发任何不良反应后，你就可以在实施湿疹排毒方案时纳入优质的散养鸡蛋或有机鸡蛋。

● 案例研究：查莉

你可能已经了解到这种食物不耐受诊断方案对某些人起效有多快，但是你一旦发觉它在你身上起效没有那么快，你就会感到沮丧。虽然湿疹有可能在 1 ~ 12 周内消除，但这里的另一个案例研究旨在强调如何花更长的时间来找到自己的触发性食物。主人公查莉表示，她的付出与坚持是值得的。

查莉从出生以来就一直饱受湿疹的折磨，直到 20 多岁时她的病情才有所好转。然而几年后，由于对大豆过敏，她的湿疹又复发了，并且变得很严重，即使不吃大豆也收效甚微，她全身大部分区域都出现了湿疹。

查莉说："当我开始实行食物不耐受诊断方案，并开始服用补充剂之后，我的皮肤在短短几周里就发生了好转。我已经实行该方案 8 个月了，现在仍然在测试食物。以前我几乎全身都长满了湿疹，现在只有脚上还有一些，虽然还是红红的，但已经不肿了。即使湿疹突然发作，我也能很快恢复了。"

查莉是纯素食者，又对水杨酸盐不耐受，食用香蕉、土豆和大豆后会产生不良反应，这就进一步限制了她的饮食范围，所以她通过食用豌豆蛋白粉来补充额外的蛋白质。由于她的湿疹在实行食物不耐受诊断方案 8 个月后仍然没有痊愈，我怀疑她可能对谷物也敏感，所以建议她进行饮食轮换，看看谷物是否会影响她的湿疹。第 1 周她先将大米从饮食中去除，然后重新引入，结果显示她对印度香米（含有水杨酸盐）有轻微的不良反应，但对普通大米没有。然后她用这个方法测试了黑麦，出现了严重的不良反应。所以她现在避开了这两种谷物。请注意，过敏测试中并没有测试这两种谷物，但查莉通过食物不耐受诊断方案发现印度香米和黑麦会导致自己皮肤恶化，所以说，不拘泥于本书，根据自己的情况进行食物排除十分有用。查莉怀疑自己对荞麦也有反应，所以她准备先将荞麦从饮食中去除，再重新纳入，然后通过观察皮肤是否会恶化来进行判断。自从确定了触发性食物后，除了脚，查莉大部分皮肤都恢复了正常，而脚上的湿疹也正在慢慢愈合。

食物不耐受诊断方案菜单

本章提供了儿童、新手厨师、不会做饭的人、麸质不耐受者和挑食者在实施食物不耐受诊断方案期间可选择的菜单。这些菜单采用了易于制作的低水杨酸盐食谱和在超市就可以购买到的食材。请在第 1 ~ 2 周参照便捷菜单（或参照本章其他的适用于第 1 ~ 2 周的菜单之一）进行饮食，然后在第 3 ~ 5 周进行食物不耐受测试以测试和享用更广泛的食物。如果你在第 3 ~ 5 周出现了任何不良反应，请重新返回本章中的任意一个第 1 ~ 2 周菜单。

成功的秘诀

为了准确诊断出对化学物质的敏感性，需要严格实行 2 周食物不耐受诊断方案，随后再进行 3 周测试。好消息是，你在完成该方案后可以短暂地休息一下，并且享用你想吃的食物。

以下是一些成功的秘诀。

· 在实行食物不耐受诊断方案期间，每天最多食用 2 个去皮的梨。

· 食用新鲜的、成熟的梨，且要去皮，不要吃沙梨和鸭梨，以及任何坚硬的或苹果状的梨，因为它们含有水杨酸盐。

· 为了获取足够的 omega-3 脂肪酸，每天摄入少量亚麻籽油。青少年和成年人每天摄入 1/2 茶匙（这是前 2 周的最高剂量，你可以在第 3 周试着服用更高剂量）。

· 将第 73 ~ 75 页的"食物不耐受诊断方案购物清单"拍下来或者打印下来，方便你在购物时随身携带。

· 在开始实行食物不耐受诊断方案前拍一张湿疹状况的照片，然后每个月都拍一张，以便监测湿疹的进展。有时候人们很容易忘记开始实行方案前自己的皮肤状况有多糟糕。

· 买一台新的华夫饼机——它会成为你最好的朋友，因为华夫饼做起来很容易，而且有不同的选择来满足你不同的口味需求。

每天吃什么

为了确保饮食健康和获得饱腹感，以下列出了你每天应该食用的食物的种类和份数。

· 2 份含优质蛋白质的食物（瘦肉、小型白鱼、豆类）；

· 3 份含优质碳水化合物的食物（大米、藜麦、荞麦、去皮土豆等）；

· 5 份以上低水杨酸盐含量的蔬菜（参见第 74 页）；

· 1 ~ 2 份低水杨酸盐含量的水果（去皮食用以减少水杨酸盐的摄入量）；

· 1 份富含 omega-3 脂肪酸的食物，如你吃了不会产生不良反应的鱼、亚麻籽；

· 1 份紫色食物（煮熟的紫甘蓝或黑豆），每周食用 4 次；

· 3 份绿色蔬菜（生菜、豆角、欧芹、细香葱等）；

· 1 份能增强抗炎作用的蔬菜（韭葱、小葱和大蒜）。

每份食物含有多少蛋白质?

如果你通过食用肉类摄入优质蛋白质，那么一份肉相当于你手掌大小；对儿童亦是如此，他们的手掌就是参考。虽然每天摄入蛋白质对皮肤健康非常重要，但不能过量摄入动物来源的蛋白质，如每周食用 2 ~ 3 次富含 omega-3 脂肪酸的鱼。可以增加植物蛋白的每日摄入量。如果你是素食者，请每天额外食用 2 ~ 3 汤匙豌豆蛋白粉 / 大米蛋白粉，以保证摄入足够的优质蛋白质来维持皮肤健康（详见第 28 页）。

便捷菜单（适用于第1～2周）

下面是一份7日菜单，你可以在14天排除饮食期间以及其他任何你有需要的时候按这份菜单饮食。这份菜单包括不少制作起来快速、简便的食物。其他选择包括儿童菜单（第86～88页）、婴儿辅食菜单（第104～105页）和无麸质菜单（第88～90页）。

请注意，下面菜单包含很多食物，你不必食用所有食物。可以根据自己的需要改变食谱的顺序（例如，有前一天的剩菜时，你可以第二天继续食用，但不要在实行食物不耐受诊断方案的前2周吃剩下的肉或鱼，因为它们在放置一夜之后会产生大量胺——其余时间吃是允许的）。

这份菜单非常适合不会做饭的人、新手厨师、儿童和挑食者，对蛋奶素食者和纯素食者也是理想选择。

7日便捷菜单

	早餐	小食/简餐	午餐	晚餐/甜点
第1天	原味炒米和高钙米浆	新鲜的、去皮的梨或梨罐头（沥干糖浆），原味米饼和（或）芹菜条配无芝麻鹰嘴豆泥（第126页）	燕麦华夫饼（第137页）	脆皮鸡肉意大利面（第158页）或小扁豆蔬菜汤（第150页）
第2天	全谷物燕麦粥（第135页）或角豆奶昔（第123页）	新鲜的、去皮的梨或梨罐头（沥干糖浆），大块米饼配无芝麻鹰嘴豆泥（第126页）	自制三明治（第145页，不要使用含水杨酸盐的食材，如胡萝卜）	小扁豆蔬菜汤（无胡萝卜，第150页）冷冻梨罐头或炖软的梨，为明晚的梨子冰沙（第160页）做准备
第3天	豆腐蔬菜杂烩（第133页）	咸味米饼（只用盐调味）配豆酱（第125页）	自制三明治（第145页，使用与食物不耐受诊断方案相适的食材）	简易生菜卷（第184页）、梨子冰沙（第160页）

	早餐	小食/简餐	午餐	晚餐/甜点
第4天	原味炒米和米浆	芹菜条，新鲜的、去皮的梨，咸味米饼（只用盐调味）配豆酱（第125页）	自制三明治（第145页，使用与食物不耐受诊断方案相适的食材）	豆腐蔬菜杂烩（第133页）
第5天	豆香吐司片（第132页）	新鲜的、去皮的梨，咸味或原味米饼配豆酱（第125页）	自制三明治（第145页）	脆皮鸡肉意大利面（第158页）或韭葱土豆浓汤（第149页）
第6天	原味炒米和米浆	新鲜的、去皮的梨，芹菜条和咸味或原味米饼配豆酱（第125页）	自制三明治（第145页，使用低水杨酸盐含量的食材，不要使用坚果或香蕉）	锡纸烤鱼配土豆泥（第156页） 冷冻梨罐头或炖软的梨，为明晚的梨子冰沙（第160页）做准备
第7天	全谷物燕麦粥（第135页）	新鲜的、去皮的梨或剩菜，原味或咸味米饼配无芝麻鹰嘴豆泥（第126页）或豆酱（第125页）	各种华夫饼或豆腐蔬菜杂烩（第133页）	焦糖葱酱配羊排（第154页）或绿豆芽松饼（第152页）配无芝麻鹰嘴豆泥（第126页）、梨子冰沙（第160页）

如果你对菜单中列出的一些食物或食材敏感，应避免食用并从"食物不耐受诊断方案购物清单"（第73～75页）中寻找替代品。

饮品：纯净水或天然泉水（未经调味）、矿泉水（未经调味）、角豆茶（第120页）、藏红花茶（第120页）、香草梨子茶（第121页）、角豆奶昔（第123页）、芹菜排毒汁（第119页）、电解质梨汁（第122页）和高钙米浆。

儿童菜单（适用于第1～2周）

这份菜单包括为挑食者和整个家庭准备的便当和便餐。相比单独为挑食者做饭，为全家人烹饪相同的食物通常更容易些。

小贴士

发挥创造力，根据孩子的年龄和食量来调整食物的分量。

新鲜的、去皮的梨很容易变成褐色，最好给孩子准备炖梨或沥干糖浆的梨罐头。

· 提前制作粉梨果酱（第 130 页）和无芝麻鹰嘴豆泥（第 126 页）。

· 强烈推荐土豆大葱华夫饼（第 138 页）和酥皮烤梨（第 159 页）。

· 其余参见"成功的秘诀"（第 83 页）。

这里列出的这些食谱只为你提供示例和建议，不必每一餐都参照，其中一些食谱含有麸质，有需要的话，请参见后面的无麸质菜单。

7 日儿童菜单

	早餐	小食 / 简餐	午餐	晚餐 / 甜点
第 1 天	斯佩尔特酸面包配粉梨果酱（第 130 页）或炒米和高钙米浆	梨罐头（沥干糖浆）、梨子玛芬蛋糕（第 140 页）、原味米饼和（或）芹菜条配无芝麻鹰嘴豆泥（第 126 页）	土豆大葱华夫饼（第 138 页）或燕麦华夫饼（第 137 页）	脆皮鸡肉意大利面（第 158 页）、酥皮烤梨（第 159 页）或角豆奶昔（第 123 页）
第 2 天	全谷物燕麦粥（第 135 页）	梨罐头（沥干糖浆）、梨子玛芬蛋糕（第 140 页）、大块膨化米饼配无芝麻鹰嘴豆泥（第 126 页）	自制三明治（第 145 页，使用鸡肉，不要使用含水杨酸盐的食材，如胡萝卜）	小扁豆卷（第 178 页，如果想加肉，可以选牛肉或羊肉）、冰镇柠檬水（或市售的不含色素的柠檬棒冰 / 柠檬冰棍）或热米浆
第 3 天	原味炒米、米浆和去皮的梨或豆腐蔬菜杂烩（第 133 页）	酥皮烤梨（第 159 页）或新鲜的、去皮的梨，原味或咸味米饼	斯佩尔特薄饼（第 143 页）、脆皮鸡肉意大利面（第 158 页，也可以选择结球生菜，必须食用熟透的鸡肉）	意大利面配豆角或芹菜（必须使用有机肉，不要使用含添加剂的肉末）、吃剩的酥皮烤梨
第 4 天	燕麦华夫饼（第 137 页）、粉梨果酱（第 130 页）	去筋芹菜条，昨天剩下的酥皮烤梨或新鲜的、去皮的梨，原味或咸味米饼	自制三明治（第 145 页）	锡纸烤鱼配土豆泥（第 156 页）、角豆奶昔（第 123 页）

	早餐	小食 / 简餐	午餐	晚餐 / 甜点
第 5 天	豆香吐司片（第 132 页）	新鲜的、去皮的梨或酥皮烤梨（第 159 页），原味全谷物米饼配豆酱（第 125 页）	自制三明治（第 145 页）	小扁豆蔬菜汤（不含胡萝卜，第 150 页）、冰镇柠檬水（棒冰 / 冰棍）制作明天吃的小食——澳新军团饼干（第 161 页）
第 6 天	原味炒米和米浆	新鲜的、去皮的梨或梨罐头（沥干糖浆），澳新军团饼干（第 161 页），许愿盘（第 139 页）配芹菜和无芝麻鹰嘴豆泥（第 126 页）	自制三明治（第 145 页，使用低水杨酸盐含量的食材，不要使用坚果或香蕉）	焦糖葱酱配羊排（第 154 页）冷冻梨罐头或炖软的梨，为明晚的梨子冰沙（第 160 页）做准备
第 7 天	全谷物燕麦粥（第 135 页）	新鲜的、去皮的梨，澳新军团饼干（第 161 页），原味米饼和无芝麻鹰嘴豆泥（第 126 页）	土豆大葱华夫饼（第 138 页）配无芝麻鹰嘴豆泥（第 126 页）	简易生菜卷（第 184 页）或小扁豆蔬菜汤（第 150 页）、梨子冰沙（第 160 页）

如果孩子对菜单中的任一食物或食材敏感，请从"食物不耐受诊断方案购物清单"（第 73 ~ 75 页）中寻找替代品。

无麸质菜单（适用于第 1 ~ 2 周）

如果你准备（或需要）食用无麸质食物，这个菜单将帮助你选择正确的食物。如果你不确定自己是否对麸质有不良反应，你可以遵循此菜单 2 周，然后从第 15 ~ 20 天开始食用含麸质的食物，如斯佩尔特小麦、黑麦和燕麦，看看湿疹会不会恶化或出现其他不良反应。如果在 10 天之内出现了不良反应，则说明你对麸质不耐受。注意，在此测试期间不要测试其他食物，否则会混淆结果。

准备第 1 天的早餐——角豆奇亚籽布丁（第 190 页），用西米代替奇亚籽，它需要更长的时间凝固。

避免吃剩的肉类，因为肉类在烹饪并隔夜储存后会产生胺。

7 日无麸质菜单

	早餐	小食 / 简餐	午餐	晚餐 / 甜点
第 1 天	角豆奇亚籽布丁（可以用西米代替奇亚籽，第190 页）	新鲜的、去皮的梨，原味或咸味米饼（无添加剂）和（或）去筋芹菜条配无芝麻鹰嘴豆泥（第 126 页）	土豆大葱华夫饼（第 138 页）配无芝麻鹰嘴豆泥（第126 页）	鸡肉大白菜米线沙拉（无麸质版，第 157 页）
第 2 天	豆腐蔬菜杂烩（第 133 页）	新鲜的、去皮的梨或梨罐头（沥干糖浆），米饼和去筋芹菜条配无芝麻鹰嘴豆泥（第 126 页）	自制三明治（第145 页，不要使用含麸质和水杨酸盐的食材，如胡萝卜）	小扁豆蔬菜汤（无胡萝卜，第 150 页）制作无麸质版的酥皮烤梨（第 159 页）作为明天的零食
第 3 天	全谷物燕麦粥（无麸质燕麦，第 135 页）或土豆大葱华夫饼（第 138 页）配无芝麻鹰嘴豆泥（第 126 页）	酥皮烤梨（第 159 页，使用无麸质燕麦和无麸质藜麦片）或新鲜的、去皮的梨，原味或咸味米饼	昨天吃剩的小扁豆蔬菜汤	生菜卷（第 154 页）或者简易生菜卷（第 184 页）
第 4 天	豆腐蔬菜杂烩（第 133 页）	去筋芹菜条、芹菜排毒汁（第 119 页），吃剩的酥皮烤梨或新鲜的、去皮的梨，原味或咸味米饼	素食排毒沙拉（第 142 页）	锡纸烤鱼配土豆泥（第 156 页）
第 5 天	藜麦粥（第 136 页）、角豆茶（第 120 页）	新鲜的、去皮的梨或梨罐头（沥干糖浆），原味或咸味米饼，芹菜条配豆酱（第 125 页）	自制三明治（第145 页）	焦糖葱酱配羊排（第 154 页）
第 6 天	绿豆芽松饼（第 152 页）	酥皮烤梨（第 159 页）、芹菜排毒汁（第 119 页）	豆腐蔬菜杂烩（第 133 页）	脆皮鸡肉意大利面（第 158 页）

	早餐	小食 / 简餐	午餐	晚餐 / 甜点
第7天	藜麦粥（第136页）或豆香吐司片（第132页）	原味或咸味米饼、无芝麻鹰嘴豆泥（第126页）、去筋芹菜条	豆腐蔬菜杂烩（第133页）配鸡肉或羊肉	韭葱土豆浓汤（第149页）

如果你对菜单中的任一食物或食材敏感，请避免食用并从"食物不耐受诊断方案购物清单"（第73 ~ 75页）中寻找替代品。

饮品: 1 ~ 3升纯净水、香草梨子茶（第121页）、芹菜排毒汁（第119页）、蔬菜汤（第151页）、角豆茶（第120页）、藏红花茶（第120页）、电解质梨汁（第122页）和矿泉水。

甜点: 梨子冰沙（第160页）、角豆奶昔（第123页）、燕麦华夫饼（第137页，使用无麸质燕麦）配粉梨果酱（第130页）和无麸质版的酥皮烤梨（第159页）。

应避免的添加剂

有些添加剂会导致皮肤瘙痒，为了预防湿疹，请不要购买含这些添加剂的食品。下表列出了一些湿疹患者应该避开的添加剂，希望对你有所帮助。

添加剂的种类	INS 编码	含有添加剂的食物
调味剂	620 - 635（谷氨酸盐）	调味面条、添加了鸡精的原味薯片、风味饼干、酱汁、浓缩固体汤料、快餐、传统中餐（谷氨酸盐的天然来源包括番茄、酱油、西蓝花、蘑菇、菠菜、葡萄、李子、肉类熟食、味噌、豆豉、葡萄酒、朗姆酒、雪莉酒、白兰地、利口酒）
人工合成色素: 红色、蓝色、绿色、黑色、棕色等颜色的色素	102、104、107、110、122-129、132、133、142、151、155	糖果（如棒棒糖）、果冻、早餐麦片、糖渍樱桃、热狗、软饮料（包括水果饮料）、巧克力、薯片、玉米片、冰激凌、棒冰 / 冰棍、甜酒、调味牛奶、肉饼、蛋糕（如纸杯蛋糕）、利口酒、酸奶和其他含乳制品食物

添加剂的种类	INS 编码	含有添加剂的食物
天然色素	160b（胭脂树橙）	酸奶、黄油、炸鱼条、蛋奶沙司和市售甜点[β-胡萝卜素（INS：160a）是一种安全的替代品]
防腐剂	200-203（山梨酸盐）、210-213（苯甲酸盐）、220-228（亚硫酸盐）、249-252（亚硝酸盐）、280-283（丙酸盐）	加工水果和蔬菜、葡萄酒、啤酒、大多数苏打水、甜酒、果汁、干果、加工肉类（如香肠、火腿等）。丙酸钙（INS：282）常用于制作面包和卷饼
抗氧化剂	310-321	油、人造奶油、薯片、油炸食品、快餐
人工甜味剂	951（阿斯巴甜）、954（糖精）	冰激凌、零卡路里/无糖产品（如零卡路里软饮料、零卡路里代糖）、蛋糕（如玛芬蛋糕、松饼）、饼干、甜馅饼

疑难解答

在完成食物不耐受诊断方案或湿疹排毒方案后，你可能会发现你需要测试一些额外的食物。

第九章
湿疹排毒方案

本章将为你详细介绍湿疹排毒方案。如果你已经完成了食物不耐受诊断方案，那么应该很清楚自己的触发性食物是什么。如果你还不确定，仍然可以先实行湿疹排毒方案，看看你的皮肤会产生什么样的反应。实行该方案的目的是让湿疹患者在保持健康的同时还能享受美味的食物。

低中等水杨酸盐含量的食物

实行湿疹排毒方案时允许食用低中等水杨酸盐含量的食物，因为该方案比食物不耐受诊断方案的要求宽松。

"湿疹排毒方案购物清单"（第97～99页）列出了一些你在实行湿疹排毒方案时可以食用的低中等水杨酸盐含量的食物。如果你知道自己对某种化学物质有不良反应，则应避免食用含该物质的食物。此外，如果你知道自己对豆类或果糖等有不良反应，也应该避开它们。

每天吃什么（重要！）

为了确保饮食健康和获得饱腹感，以下列出了你每天应该食用的食物的种类和份数。

» 2份含优质蛋白质的食物（瘦肉、小型白鱼、豆类）；

» 1～2份含优质碳水化合物的食物（大米、藜麦、荞麦、去皮土豆等）；

» 5份以上低中等水杨酸盐含量的蔬菜（参见第74页）；

» 1～2份低中等水杨酸盐含量的水果（去皮食用以减少水杨酸盐的摄入量）；

» 1份富含omega-3脂肪酸的食物。如你吃了不会产生不良反应的鱼、亚麻籽或奇亚籽。注意，如果你对海鲜不敏感或不过敏，新鲜的三文鱼或白鱼是不错的选择；

» 1 份紫色食物（煮熟的紫甘蓝、黑豆、甜菜根）;

» 1 ~ 2 份橙色食物（胡萝卜、红薯、木瓜／巴婆果）;

» 1 ~ 2 份绿色蔬菜（生菜、豆角、欧芹、细香葱等）。

冷冻水果

你可以冷冻少量香蕉、木瓜或巴婆果（而非其他水果），用于制作冰沙和不含乳制品的冰激凌（这是一款极好的含乳制品冰激凌的替代品）。将水果去皮、切碎，装入密封的塑料袋或容器中，放入冰箱冷冻室保存即可。

注意： 冷冻香蕉在 3 天内会变成褐色，所以请尽快食用。

菜单

此处列出了 2 份菜单可供选择，一份适用于蛋奶素食者和纯素食者，另一份适用于肉食爱好者。对于儿童、不爱做饭者和挑食者请参见第 86 ~ 88 页的"儿童菜单"。

纯素食者／蛋奶素食者 7 日菜单

以下是一些富含植物蛋白的膳食建议，有助于保持皮肤健康。如果你喜欢喝果蔬汁，那就将后文中的果蔬汁食谱添加到你的日常饮食中。当然，你也可以根据自己的皮肤状况和饮食偏好随意选择本书中的其他食谱。请确保每天摄入足够的蛋白质和 omega-3 脂肪酸。

	早餐	午餐	晚餐
第 1 天	高蛋白冰沙（第 174 页）或含有蛋白粉的健康肌肤奶昔（第 164 页） 1/2 ~ 2 茶匙亚麻籽油	小扁豆蔬菜汤（第 150 页）或素食排毒沙拉（第 142 页）配枫糖酱（第 129 页）	小扁豆蔬菜汤（第 150 页）或美味抗氧化沙拉（第 177 页）
第 2 天	藜麦粥（第 136 页）或含有蛋白粉的健康肌肤奶昔（第 164 页） 1/2 ~ 2 茶匙亚麻籽油	小扁豆蔬菜汤（第 150 页）或素食排毒沙拉（第 142 页）配枫糖酱（第 129 页）	南瓜荷兰豆（第 176 页，可配白米饭）和健康肌肤果蔬汁（第 165 页）

	早餐	午餐	晚餐
第3天	全谷物燕麦粥（第135页）或含蛋白粉的健康肌肤奶昔（第164页） 1/2～2茶匙亚麻籽油	斯佩尔特薄饼（第143页）或小扁豆饼（第146页）配沙拉或含蛋白粉的健康肌肤奶昔（第164页）	小扁豆饼（第146页）或小扁豆卷（第178页）配白米饭、胡萝卜、豆角或土豆青酱比萨（第144页）
第4天	南瓜荷兰豆（第176页）或土豆大葱华夫饼（第138页）配芹菜排毒汁（第119页） 1/2～2茶匙亚麻籽油	绿豆芽松饼（第152页）和含蛋白粉的健康肌肤奶昔（第164页）	木瓜越南春卷（第183页）配豆腐或剩菜 （冷冻香蕉或冷冻木瓜为明天制作冰激凌做准备；留3根熟香蕉做香蕉吐司）
第5天	豆香吐司片（第132页）或原味炒米配米浆和去皮的梨 1/2～2茶匙亚麻籽油	香煎豆腐三明治（第146页）或自制三明治（第145页）	鸡肉大白菜米线沙拉（第157页）配豆腐或剩菜，以及香蕉冰激凌（第192页）或木瓜冰激凌（第191页）
第6天	土豆大葱华夫饼（第138页）和芹菜排毒汁（第119页）或豆芽冰沙（第167页） 1/2～2茶匙亚麻籽油	高蛋白冰沙（第174页）或含有蛋白粉的健康肌肤奶昔（第164页）	简易生菜卷（第184页）或生菜卷（第154页）和香蕉吐司（第187页）
第7天	香蕉吐司（第187页）、生食什锦燕麦片（第173页）和健康肌肤奶昔（第164页） 1/2～2茶匙亚麻籽油	昨天剩的生菜卷或健康肌肤奶昔（第164页）	土豆青酱比萨（第144页）配焦糖葱酱（第124页）或小扁豆饼（第146页）配美味抗氧化沙拉（第177页）

小吃：许愿盘（第139页）、无芝麻鹰嘴豆泥（第126页）、豆酱（第125页）、欧芹青酱（第169页）配原味米饼和香蕉吐司（第187页）配粉梨果酱（第130页）。

饮品：1～3升纯净水、香草梨子茶（第121页）、添加了2汤匙豌豆蛋白粉或大米蛋白粉的健康肌肤奶昔（第 164 页）；芹菜排毒汁（第 119 页）、健康肌肤果蔬汁（第 165 页）、蔬菜汤（第 151 页）、角豆茶（第 120 页）、藏红花茶（第 120 页）和电解质梨汁（第 122 页）。

甜点： 角豆奇亚籽布丁（第 190 页）、香蕉吐司（第 187 页）、斯佩尔特松饼（第 134 页）、香蕉荞麦松饼（第 170 页）、梨子玛芬蛋糕（第 140 页）、酥皮烤梨（第 159 页）、梨子冰沙（第 160 页，或冰块、冰棍、棒冰）、香蕉冰激凌（第 192 页）和木瓜冰激凌（第 191 页）。

上面列出的食谱本书中都有，你可以随心选择。其中许多都是不含麸质的。

肉食爱好者 7 日菜单

你可以按照自己的喜好安排任何一餐，请确保每天食用 2 次高蛋白食物并饮用 1～3 升纯净水以帮助肝脏排毒。果蔬汁是肝脏最好的朋友，请每周至少饮用 3 次自制果蔬汁。在正式开始实行湿疹排毒方案的前一天，你可以做一份小扁豆蔬菜汤（或选择另一份你喜欢的食物）。然后，开心地享用吧！

	早餐	午餐	晚餐
第 1 天	香蕉甜菜冰沙（第 172 页）或南瓜荷兰豆（第 176 页） 1/2～2 茶匙亚麻籽油	小扁豆蔬菜汤（第 150 页）	枫糖酱蒸三文鱼（第 182 页）配米饭或小扁豆蔬菜汤（第 150 页）
第 2 天	藜麦粥（第 136 页）或全谷物燕麦粥（第 135 页）和健康肌肤果蔬汁（第 165 页） 1/2～2 茶匙亚麻籽油	昨天剩的汤或自制三明治（第 145 页）	鸡肉大白菜米线沙拉（第 157 页）配枫糖酱（第 129 页）
第 3 天	南瓜荷兰豆（第 176 页）或健康肌肤奶昔（第 164 页） 1/2～2 茶匙亚麻籽油	素食排毒沙拉（第 142 页，可以搭配去皮鸡肉食用）	简易生菜卷（第 184 页）或生菜卷（第 154 页）制作斯佩尔特薄饼（第 143 页）作为明天的午餐

	早餐	午餐	晚餐
第4天	全谷物燕麦粥（第135页）或香蕉甜菜冰沙（第172页） 1/2～2茶匙亚麻籽油	自制三明治（第145页）或斯佩尔特薄饼（第143页）或小扁豆饼（第146页）配沙拉	脆皮鸡肉意大利面（第158页） 冷冻香蕉或木瓜为明天的冰激凌做准备
第5天	豆香吐司片（第132页）或原味炒米配米浆和去皮木瓜，以及芹菜排毒汁（第119页） 1/2～2茶匙亚麻籽油	绿豆芽松饼（第152页）或自制三明治（第145页）	土豆青酱比萨（第144页）配焦糖葱酱（第124页）和香蕉冰激凌（第192页）
第6天	香蕉甜菜冰沙（第172页） 1/2～2茶匙亚麻籽油	土豆青酱比萨（第144页）或自制三明治（第145页）	锡纸烤鱼配土豆泥（第156页）或红薯汤（第181页）或三文鱼派（第186页）
第7天	土豆大葱华夫饼（第138页）和健康肌肤果蔬汁（第165页） 1/2～2茶匙亚麻籽油	红薯汤（第181页）或豆腐蔬菜杂烩（第133页）	红薯汤（第181页）或美味抗氧化沙拉（第177页）配你喜欢的肉

小吃、饮品和甜点：参见第 94~95 页的内容。

特殊场合、生日派对等：参见第 76 页的"湿疹友好型派对小食"。

注意：如果你遇到任何问题，请翻阅第十一章的内容。

湿疹排毒方案购物清单（请吃这些！）

	低水杨酸盐含量的食物	中等水杨酸盐含量的食物（不要一次性食用本列列出的所有食物——一开始少量食用）
水果	去皮的梨（T） 香蕉（泰国皇帝蕉除外；A，T） 木瓜（A） 巴婆果（A）	金冠苹果（S,T） 红元帅苹果（也叫作蛇果；S,T）（需要严格注意，除了这里列出的2种苹果，其他种类的苹果都不能食用） 芒果（S,T）
蔬菜	抱子甘蓝（O） 紫甘蓝（O，T） 卷心菜（O） 芹菜（N） 豆角 结球生菜 韭葱 绿豆芽 白土豆（去皮） 小葱 芜菁甘蓝 细香葱（新鲜的） 大蒜（新鲜的） 欧芹（新鲜的）	芦笋（S） 甜菜根（S） 小白菜（S） 胡萝卜（S） 罗马生菜（S） 欧洲萝卜（S） 低升糖指数的土豆（新鲜的，Carisma土豆*，S） 南瓜（S，T） 荷兰豆（S） 黄豆芽（S） 红薯（S） 芜菁（S）
芳香植物/香料	大蒜粉 藏红花 干的欧芹 干的细香葱	
植物蛋白来源	豆类（除蚕豆以外的大多数豆类，包括鹰嘴豆、小扁豆） 豌豆蛋白粉（原味） 豆腐（原味） 生腰果	奇亚籽（S，A） 亚麻籽（S，A） 亚麻籽油（S，A）

动物蛋白来源	尽可能选择有机肉或散养动物的肉： 牛肉 去皮鸡肉 鱼肉（新鲜的小型白鱼，如鲱鱼、鳕鱼、海鲂鱼等） 羊肉 兔肉 注意：谨慎食用鸡蛋，可用于烘焙	高胺含量的鱼： 三文鱼（A） 鳟鱼（A） 虹鳟鱼（A） 所有鱼都应是新鲜的（禁食冷冻、风干、腌制或熏制的鱼）
碳水化合物来源	不含麸质的： 竹芋 荞麦 燕麦 意大利面 低升糖指数澳大利亚多格拉（Doongara）大米 糙米 寿司饭（不要加醋） 精白米（非泰国香米和印度香米） 原味炒米 白藜麦片 原味米线 西米 小米 含麸质的： 大麦（G） 全谷物燕麦（G） 黑麦（G） 不含小麦粉的斯佩尔特酸面包（S） 斯佩尔特小麦粉（G）	车前草 * 红藜麦 *
饮品	原味有机豆浆（食用的前提是不过敏） 原味米浆 无色无味的矿泉水 天然泉水 燕麦奶	

甜味剂、调味剂	角豆粉（首选未经烘烤的，T） 纯枫糖浆 纯角豆糖浆（T） 角豆粒 大米麦芽糖浆（糙米糖浆） 优质海盐（无拮抗剂） 香草（T）	
油	米糠油或糙米油 如果你对大米过敏，试试藏红花油或葵花籽油（避免丁基羟基茴香醚——一种抗氧化剂）	亚麻籽油（小瓶装的或胶囊的，未经调味；S，A）
零食	原味米糕 原味米饼或糙米饼	

注：S，含水杨酸盐；A，含胺；G，含麸质；N，含硝酸盐；T，含单宁；O，含致甲状腺肿大物质。* 水杨酸盐含量未知。

实施湿疹排毒方案时，你可以继续参加社交活动，具体请参见第 76 页"湿疹友好型派对小食"。如果其中一天的饮食不符合要求，第二天继续按要求饮食即可。你不必食用这份清单上的所有食物。注意，对坚果过敏的人不要食用腰果。

Part 4

第四部分

有益的建议

第十章
婴儿湿疹

　　婴儿可能会患湿疹，如果你的孩子发生了这种情况，不要惊慌。如前所述，婴儿肝脏功能尚不完善，这使得他们容易出现黄疸、新生儿脂溢性皮炎和湿疹等。婴儿的肝脏不能完全分解化学物质是正常情况，这就是为什么婴儿产品通常含有较少的化学物质且包装上印有"低致敏"字样（尽管其中许多产品仍然含有很多化学物质）。

　　即使婴儿唯一的食物来源是母乳或婴儿配方奶粉，也可以通过多种方式调整他们所摄入的营养物质。

母乳喂养小贴士

　　·母乳喂养期间，妈妈饮食中的必需脂肪酸、维生素和矿物质会进入母乳，婴儿通过母乳摄入这些营养物质并用于生长发育和自身修复。

　　·母乳喂养期间，妈妈可以通过调整饮食来减少天然植物化学物质的摄入量，改变营养结构。

　　·母乳喂养期间，妈妈可以避开已知会加剧湿疹的食物（请参见第16页的"12种湿疹致敏食物"）。

　　·可以等孩子开始添加辅食后再对其进行治疗。

　　·妈妈可以服用适合母乳喂养期间使用的、有益于改善皮肤的膳食补充剂。

　　请注意，婴儿不能直接服用维生素补充剂（除非是医生开的处方）。母乳喂养期间，妈妈需要食用足够的食物来保证她们的能量消耗。

　　如果你的孩子经常打嗝、胀气和腹痛，母乳喂养期间的妈妈可能还需要避免食用大蒜、韭葱、小葱等。参见第 97 ~ 99 页上的"湿疹排毒方案购物清单"。

婴儿配方奶粉

如果你的孩子正在喝婴儿配方奶粉，请选择低致敏无乳糖婴儿配方奶粉。

添加辅食

最新的研究表明，延迟（超过 4 月龄）添加辅食会增加婴儿过敏和患湿疹的风险。因此，目前的建议是，在婴儿 4 月龄的时候就开始添加辅食（除非儿科医生另有建议）。这是针对大多数婴儿的建议，但可能并不适合所有婴儿。

婴儿能够坐直后才能添加辅食，如果婴儿看上去还没有做好添加辅食的准备，那么可以将辅食的添加时间推迟至他 6 月龄的时候。

小贴士

· 每 3 天引入一种新食物，为了确认婴儿是否对添加的食物不耐受，请单独引入每一种新食物，引入后继续食用该食物 3 天，再引入下一种食物。

· 最好在每天早上而非晚上引入新食物，如果婴儿出现肿胀或呼吸困难，这样你在当天早些时候就能发现并及时就诊。如果婴儿睡着了，你很难观察他们是否有不良反应。

· 在引入一种新食物时，如果婴儿的情绪发生异常或出现不良反应，如突然发脾气、坐立不安、腹泻或呕吐，请在饮食日记中记录下来，并停止引入这种食物。腹泻和呕吐会导致脱水，必要的话请补充电解质溶液，并寻求医生的帮助。对刚开始添加辅食的婴儿来说，服用添加少量角豆粉的现磨梨子碎是一种缓解腹泻的好方法。

· 不要给婴儿喂食可能会导致他们窒息的食物，如坚果、饼干、烤面包和较硬的块状或片状水果、蔬菜等。

注意：如果婴儿对香蕉、木瓜或巴婆果有不良反应，那么说明他可能对胺敏感。婴儿对梨的耐受性通常较好，但对极少数对果糖或单宁不耐受的婴儿来说，梨也可能会引起不良反应。

如果婴儿对芒果、南瓜、胡萝卜、苹果或红薯有不良反应，那么说明他可能对水杨酸盐不耐受。如果发生这种情况，请暂时不要给他添加这些食物，几个月后再次尝试添加它们。

避免挑食：先添加蔬菜，再添加水果

给婴儿添加辅食时，先添加蔬菜，再添加水果。因为相对于蔬菜的口感，他们可能更喜欢水果。婴儿每天都应该食用一些湿疹友好型蔬菜，这样可以帮助他们远离湿疹。

> 如果你家里有一个患有湿疹的婴儿，请给他提供他能够咀嚼的食物。你可以根据本书中的食谱，做一些适合婴儿吃的食物，如土豆泥、果泥等。

1 周岁后可以吃的食物

婴儿在 1 周岁之后可以开始食用切成小块的食物，以体验不同质地、不同风味的食物。请参见"儿童菜单"。

饮品

婴儿的最佳饮品包括母乳、无乳糖婴儿配方奶粉和凉白开。对婴儿来说，水必须经过过滤、煮沸杀菌，待冷却后再饮用。

婴儿辅食菜单

4 月龄可食用的食物	6 月龄可食用的食物	8 月龄可食用的食物
母乳或无乳糖婴儿配方奶粉	母乳或无乳糖婴儿配方奶粉	母乳或无乳糖婴儿配方奶粉
原味婴儿高铁米粉 *：确保它添加了铁元素，请选择原味而非水果味的米粉。如果湿疹的症状不断恶化，请停止食用并向营养师咨询。婴儿藜麦粉可能是不错的替代品（但请注意，它可能不含铁）	富含铁的肉类（每 3 天添加一种新食物）**：婴儿需要通过饮食额外补充铁才能正常生长。要把肉切得很碎。可以从瘦羊肉开始添加，然后尝试去皮鸡肉。请选择不含防腐剂和抗生素的、新鲜的有机肉（如果可能的话），不要选择冷冻肉（因为冷冻肉中含胺）	如果婴儿状态良好，并且已经具备了食用更大块食物的条件，可以给他添加少量以下食物： 非常软的湿疹友好型水果 蒸胡萝卜条 蒸红薯 蒸白土豆片 蒸豆角

4 月龄可食用的食物	6 月龄可食用的食物	8 月龄可食用的食物
蔬菜泥：应先尝试湿疹友好型蔬菜，包括白土豆、红薯、胡萝卜和佛手瓜——可以把它们蒸熟并捣成泥	继续食用米粉、湿疹友好型蔬菜和水果，然后加入芜菁甘蓝和奶油南瓜这两种蔬菜（蒸熟后捣成泥）	无麸质米饭或螺旋荞麦意大利面（不要添加玉米面条、小麦面条及细长的意大利面）
在此期间，你要做的就是仔细观察（虽然婴儿对这些食物产生不良反应的情况很少见）。如果婴儿对红薯或胡萝卜有反应，那他可能对水杨酸盐不耐受；如果对去皮的白土豆有反应，那他可能对茄属植物不耐受	富含铁的豆类：小扁豆、鹰嘴豆、白腰豆、干豌豆等（蚕豆除外，因为它富含水杨酸盐；新鲜的豌豆也除外，因为它含有谷氨酸盐和水杨酸盐；煮熟后捣成泥） 食谱：小扁豆蔬菜汤（不要加盐，第 150 页）、磨牙面包干（第 107 页）	
果泥：梨（沙梨和鸭梨除外）是湿疹友好型水果（去皮、捣成泥后给孩子食用）	果泥：香蕉泥（泰国皇帝蕉除外）、木瓜泥和巴婆果泥	新鲜的芒果、炖熟的去皮蛇果或金冠苹果（不要添加其他种类的苹果，因为它们的水杨酸盐含量较高）

注： * 在极少数情况下，婴儿可能对大米或香蕉过敏，如果他在食用这些食物后的 1 ~ 5 天内开始长湿疹，请立即停止食用它们，并在营养师的指导下寻找其他营养食物，如藜麦。** 不要让孩子食用动物肝脏，因为肝脏内储存着一些化学物质（如杀虫剂）。

应避免的食物

　　不要擅自让婴儿食用可能会引起皮肤问题的食物，如乳制品（奶酪、酸奶、黄油、牛奶等）、鸡蛋、鱼、坚果及坚果酱（包括花生酱、芝麻酱）。在食用这些食物之前，请向医生咨询如何进行过敏测试。不建议让婴儿饮用果汁、甜酒和苏打水。

婴儿出牙期

如果婴儿正在长牙，可以自制一些不含小麦和乳制品的磨牙面包干。它们制作起来很简单，请参见第 107 页食谱。

婴儿出牙的治疗

婴儿出牙凝胶通常含有大量水杨酸盐，会造成湿疹恶化，此外还会导致胃壁受损。研究表明，有比使用含水杨酸盐凝胶更有效的应对婴儿出牙期的办法，如使用用于治疗疼痛或发热的儿童扑热息痛或布洛芬，以及可冰镇牙胶。给婴儿用药前请务必查看说明书，严格根据婴儿的年龄和体重用药，不要超过每日推荐剂量。

建议

· 尽可能让婴儿感觉舒适，并在需要时使用处方药膏。

· 1 岁以后，参照"儿童菜单"安排婴儿饮食。

要点

· 和湿疹宝宝一起开心地玩耍和享受欢声笑语吧——笑声可以帮助他们战胜湿疹。

· 婴儿的肝脏尚未发育完全，功能还不完善，因此，低水平化学物质暴露是给婴儿添加辅食的原则。

· 每 3 天引入一种新食物，以便及早发现任何可能会导致湿疹的食物。

· 母乳喂养期间，你可以实行本书中的任意方案（除非你正在服用的药物对饮食有要求），请确保你每天食用了足够的食物并寻求营养师的专业建议。

· 婴儿开始添加辅食后，让用餐变得有趣起来。

磨牙面包干（无麸质）

20+ 块，制作 / 烹饪时间 1 ~ 1.5 小时

你可以用炖梨泥或其他任何湿疹友好型水果泥或蔬菜泥来制作，如 1 杯红薯泥、芜菁甘蓝泥或胡萝卜泥代替香蕉泥。请确保面包干烤得够硬。注意，在让婴儿吃磨牙面包干等手指食物或其他任何可能导致窒息的食物时，一定要在旁边看着他们，并确保他们在食用时身体坐直。

原料

- 1 杯香蕉泥
- 1 杯米粉
- 适量纯净水

做法

①将烤箱预热至 150 ℃。用食物料理机将香蕉打成泥，加入米粉，进行低速搅拌。也可以将香蕉放在一个大碗中，然后用叉子将其捣碎并加入米粉。

②将混合物取出并放在撒有面粉的面板上，根据需要，每次加 1 茶匙纯净水，直到揉出一个又硬又干的面团（面团不能太湿）。将面团揉成细长的"香肠"，然后将面团切开，每条长约 8 厘米。

③在烤盘上铺上烘焙纸，放上切好的面包条后将烤盘放入烤箱，烘烤 1 ~ 1.5 小时直至它们变硬（可能需要长达 2 小时，具体取决于面团的湿度）。烤好的面包干放在密闭容器中可储存 1 周。

第十一章
常见问题和疑难解答

食物相关问题

"韭葱和大蒜会让我胃痉挛，即使这样我也要食用它们吗？"

不用，它们不是非食用不可的食物，你应该避开任何会让自己感觉不适的食物。

"我对梨和角豆很敏感，那么在实行食物不耐受诊断方案时我可以食用什么作为替代品？"

梨和角豆中含有单宁，因此你可能对单宁不耐受。在实行食物不耐受诊断方案的前 2 周，不要食用其他水果。在第 3 周，你可以测试一下自己是否对香蕉和木瓜敏感，如果你对它们不敏感，那么香蕉和木瓜便是最适合你食用的水果。你如果通过了水杨酸盐测试，还可以食用一些中等水杨酸盐含量的水果（见第 97 页）。如果你对单宁高度敏感，你也可能对水杨酸盐产生不良反应，因此请不要跳过这项测试。你可以用大米麦芽糖浆（糙米糖浆）或纯枫糖浆代替角豆糖浆，或者干脆换个食谱。

"我对香蕉和胺很敏感，那么我可以在冰沙里放些什么呢？"

你可以使用角豆粉、香草、大米麦芽糖浆（糙米糖浆）或纯枫糖浆为冰沙调味，还可以用米浆（或书中提到的其他植物奶）做成的小冰块制作冰沙。

"过敏测试结果显示我对乳制品不过敏，那么我可以食用乳制品吗？"

湿疹排毒方案和食物不耐受诊断方案都不含乳制品，无论你是否对乳制品过敏，避开乳制品都有助于湿疹更快地消除。研究表明，过敏测试结果不准确是常见现象，因此不能过于相信过敏测试结果。例如，一项研究的研究人员使用各种方法对 183 名湿疹患者进行了测试。他们发现，在皮肤点刺试验中，67% 的患者对乳制品有不良反应，但是这些患者在随后的斑贴试验中的结果却为阴性。有趣的是，后来的乳制品斑贴试验结果显示，89% 的湿疹患者对乳制品产生了不良反应，这说明这些患者对乳制品表现出的不良反应存在延迟现象。因此，如果这组受试者只做了皮肤点刺试验或对皮肤点刺试验结果深信不疑，那么最多可能有 22% 的人会错误地认为自己对乳制品不过敏。

本书中的食物不耐受诊断方案将帮助你准确做出判断。一旦湿疹痊愈，你就可以使用相同的诊断方法测试自己是否对乳制品敏感（具体参见第 111 页"其他测试"）。

"我听说椰子油对治疗湿疹有益。为什么它没有出现在你推荐的方案里？"

椰子已成为近 10 年来最受欢迎的保健食品之一，但是如果你对水杨酸盐或胺敏感，那么它对治疗湿疹是不利的。正是因为椰子可能会加重湿疹，所以本书中没有包括含椰子成分的食品。虽然不是每个人都会对椰子产生不良反应，但它含有大量可能会导致瘙痒的水杨酸盐和胺，且 99% 的成分都是饱和脂肪酸，因此会引发炎症反应。不良反应可能出现在食用椰子后的 3 ～ 7 天内，并可能发生在身体的任何部位，因此很难将椰子视为触发性食物。最好的办法就是在实行本书中的方案期间避开所有含椰子成分的食品。如果你愿意，可以在湿疹消除后按照书里的办法对椰子进行测试。

"牛油果对治疗湿疹有益处吗？"

我知道很多博主声称食用牛油果可以治疗湿疹，但如果你对水杨酸盐或胺敏感，那么它会导致皮肤瘙痒。它是"12 种湿疹致敏食物"（第 16 页）之一，所以当你皮肤发炎时，不能食用牛油果。本书中的营养补充方案将有助于你终结对水杨酸盐和胺的不良反应。因此，湿疹痊愈后，如果你想吃牛油果，可以花几天时间测试一下，看自己是否对它有不良反应。

"食用果糖和豆类会让我胀气，在实行本书中的这些方案时我必须食用吗？"

不，你不必食用。如果你想尝试本书中的某个食谱，但是对其中特定的成分敏感，你可以参见第 73 ～ 75 页的"食物不耐受诊断方案购物清单"来寻找可替换的食材；如果你准备实行湿疹排毒方案，请参见第 97 ～ 99 页的"湿疹排毒方案购物清单"。

"有人建议我食用发酵食品，为什么你没有在本书中推荐它们？"

发酵食品现在很流行，所以你如果愿意，可以尝试一下——只是不要在实行本书中的方案期间同时实行其他食疗方法。

我之所以没有在本书中推荐发酵食品，是因为在没有进行胺不耐受测试前盲目食用富含组胺/胺的发酵食品是一种冒险行为，如果你对组胺/胺不耐受，那么它可能会加重湿疹。超过 36% 的湿疹患者对组胺/胺有不良反应，对胺敏感的人食用发酵食品会引发皮肤瘙痒和炎症反应。所以在食用前，应该先进行胺不耐受测试。

如果你通过了胺不耐受测试，可以在饮食中添加发酵卷心菜 3 天，看看皮肤会有什么反应（但还是应避开醋和其他饮食中不允许的成分）。如果做了这个测试后你的皮肤症状恶化了，请停止食用发酵食品。

"我可以吃土豆吗？我会因为它们是茄属植物而对它们产生不良反应吗？"

我无法确定你是否会对土豆或其他任何食物产生不良反应——找出答案的最好方法是对每种食物进行一一测试（一般每 3 天测试一种新食物），只有你自己能找到问题的答案。并不是每个人都会对茄属植物有不良反应，判断食物是否适合你的最佳方法就是亲自去测试，详见第 111 页的"其他测试"。

"对治疗湿疹最有益的土豆是哪种？"

如果你准备实行食物不耐受诊断方案，请只吃白土豆，不要吃奶油色/浅黄色或其他颜色的土豆。大多数土豆都含有水杨酸盐，尤其是有颜色的土豆。白土豆（去皮时削得厚一些）的水杨酸盐含量相对较低，但不要将它与奶油色土豆混淆，后者的切面呈灰白色或浅黄色。白土豆有很多种，切面呈白色的土豆均符合要求。Carisma 土豆的升糖指数很低，不过它可能含有水杨酸盐（具体含量未知）。

疑难解答

"过去的 2 周我一直在实行湿疹排毒方案，可是我的皮肤状况越来越差，我应该停下来吗？"

现在下结论还为时过早。皮肤状况变差可能只是排毒反应，并可能会持续 2 周。如果你的皮肤在第 3 周还没有得到改善，那么请开始实行食物不耐受诊断方案，以便你找到自己的致敏食物及适合自己的食物。

"我已经实行湿疹排毒方案 2 个月了，但我的皮肤状况仍然没有改善，我应该停下来吗？"

停下来吧，开始实行食物不耐受诊断方案。按理说，你的皮肤状况在这个时候应该有所改善，如果还没有得到改善，说明你还对所食用的一些食物不耐受，而食物不耐受诊断方案将有助于你找到它们。

"我正在实行食物不耐受诊断方案并进行了测试，结果显示我对胺和水杨酸盐没有产生不良反应，但我的皮肤状况却越来越糟糕，接下来我该怎么做？"

进一步调查吧！你确定你不会对水杨酸盐或胺产生不良反应吗？如果你的皮肤在测试期间变得糟糕，那么可能表明你对水杨酸盐、胺或你摄入的其他物质敏感。请注意，有的不良反应可能会延迟出现，因此可能很难判断，坚持写饮食日记会有所帮助。

我建议你先根据"无麸质菜单"（第 88 ~ 90 页）安排饮食，确认自己是否对麸质敏感。请参见接下来的"其他测试"部分，以了解下一步要做什么。在开始之前，这里有一些提示可以帮助你做出明确的诊断。

· 每次测试前，在 1 ~ 10 分这个区间给自己的湿疹严重程度打分。分值越低表示情况越好，分值越高表示情况越糟糕。

· 测试前拍一张患处的照片，以便后期评估自己的皮肤状况在测试阶段是得到改善还是逐渐变差。

· 测试时，每天食用 2 ~ 3 份被测试食物（最好是在早餐或午餐时食用，以防出现严重的不良反应）。只食用少量的被测试食物可能会影响测试结果。

· 并非所有不良反应都会以皮肤问题呈现，你的皮肤可能没有出现问题，但身体可能出现了其他不良反应，如胃肠道问题（如腹痛、腹泻）、行为问题（如注意缺陷多动障碍）、全身问题（如疲劳）等（参见第 10 页水杨酸盐不耐受的症状）。

· 如果出现了不良反应，请停止测试，等到身体恢复后再开始下一次测试。暂时不要食用会导致你出现不良反应的食物，如果你愿意，在 8 周后再次对它进行测试。

· 如果你本身就患有过敏症，请不要进行这项测试。

其他测试

下页表是对其他食物进行测试的指南，你可以根据自己的需要安排测试的顺序，我建议你先测试自己最常食用的食物。如果出现了不良反应，就可以停止测试了，不必等到整个测试结束。

禁食 5 天	可实行的方案	测试 2 ~ 3 天（最长可能需要 7 天）
大豆、大豆卵磷脂以及任何未标明"不含大豆"的补充剂（如维生素 D 补充剂）	在第九章中随便选择一份菜单，根据这份菜单安排饮食，注意避开大豆。如果你已经知道自己对大豆及大豆制品敏感，那么就不必测试它们了	连续 3 天食用 2 ~ 3 份大豆或大豆制品，然后分析结果
所有含有麸质的食物，包括斯佩尔特小麦、普通小麦、黑麦、燕麦，并检查食品包装的配料表中是否有麸质（或者你可以从斯佩尔特小麦开始，一次测试一种食物）	遵循无麸质菜单（见第 88 ~ 90 页）5 天	连续 3 天食用富含麸质的斯佩尔特小麦（斯佩尔特松饼、斯佩尔特吐司等），观察自己的皮肤状况是变好还是变差了。如果你不确定，请对照之前拍的患处的照片。如果皮肤状况没有变差，接着测试燕麦，然后测试黑麦等
土豆（检查食品包装的配料表中是否有土豆）	在第八章中随便选择一份菜单，根据这份菜单安排饮食，注意避开土豆	食用 2 ~ 3 天，然后分析结果。如果没有产生不良反应，可以跳过淀粉测试
大米、大米麦芽糖浆（糙米糖浆）、米糠油等	在第八章随便选择一份菜单，根据这份菜单安排饮食，注意将大米从饮食中排除，用藜麦或者斯佩尔特小麦（如果你对它们不敏感）代替大米	食用 2 ~ 3 天，然后分析结果。如果没有产生不良反应，可以跳过淀粉测试
含淀粉的食物，包括土豆、大米、燕麦、黑麦、斯佩尔特小麦、大麦、荞麦、小米、藜麦（选测）	根据食物不耐受诊断方案的便捷菜单（第 85 ~ 86 页）安排饮食，注意避开土豆，且要增加高蛋白食物和蔬菜的食用量	食用 2 ~ 3 天，然后分析结果。可以分别测试藜麦和荞麦等以检查自己是否对它们敏感
芹菜（1% ~ 9% 的湿疹患者可能对芹菜敏感）	在第八章中随便选择一份菜单，根据这份菜单安排饮食，注意避开芹菜	食用 3 ~ 7 天，然后分析结果

禁食 5 天	可实行的方案	测试 2 ~ 3 天（最长可能需要 7 天）
富含单宁的食物，包括梨、角豆、香草和紫甘蓝	在第八章中随便选择一份菜单，根据这份菜单安排饮食，注意避开富含单宁的食物	食用 3 ~ 7 天，然后分析结果
果糖〔任何甜的东西，如大米麦芽糖浆（糙米糖浆）、纯枫糖浆和梨糖浆〕	在第八章中随便选择一份菜单，根据这份菜单安排饮食，注意避开果糖	食用 3 ~ 7 天，然后分析结果
肉类	根据第八章中的便捷菜单（第 85 ~ 86 页）安排饮食，注意避开肉类，实行素食饮食	食用煮熟的、新鲜的肉类（而不是熟食肉类）3 天，然后分析结果
含可发酵碳水化合物的食物（这项测试主要针对有肠道问题的人群），包括梨、抱子甘蓝、卷心菜、大蒜及大蒜粉、韭葱、豆类、小葱、佛手瓜、生腰果	如果你对水杨酸盐不敏感，请实行湿疹排毒方案或食物不耐受诊断方案，注意将含可发酵碳水化合物的食物从饮食中排除，最多排除 10 天	最多食用 7 天，尤其是韭葱和其他你尚未单独测试过的食物。如果出现了不良反应，请停止测试；如果不确定皮肤状况是否好转，请对照之前拍的患处的照片
鸡蛋（必须煮熟食用）	书中不含鸡蛋的菜单都可以	食用 3 天，然后分析结果
乳制品（待湿疹完全消除后测试，不要提前测试，因为它可能影响你前面的测试结果）	书中不含乳制品的菜单都可以	饮用大量乳制品，尤其是牛奶和酸奶 3 ~ 7 天，然后分析结果

　　如果你仍然不确定如何进行食物不耐受测试，可以寻求营养师的帮助。请不断尝试直到找到自己的触发性食物——当你的皮肤变清透时，你就会知道你正走在一条正确的道路上。

"我对麸质感，我可以吃什么以使饮食更加多样化？"

　　别担心，本书中有很多适合你的食谱，第 88 ~ 90 页还提供了一份无麸质菜单供你参考。你也可以通过使用替代品把书中其他很多食谱变成无麸质版。书中的饮食方案将有助于扭转食物不耐受，所以要有耐心并坚持下去，因为实行这些方案以及方案见效可能需要一定的时间。

如何管理胺不耐受

"我对胺不耐受，不能食用哪些食物？我是否不能食用所有含胺的食物？"

你需要确定自己胺不耐受的阈值，通俗来说就是测试你可以耐受哪些含胺食物。有些人对胺高度敏感，需要严格避免每一种含胺的食物；而有些人可以耐受中等胺含量的食物或小分量的含胺食物。湿疹消除前，建议你严格执行饮食计划。这里还有一些其他建议。

· 如果你还不会烹饪，开始学着做菜吧，这样你就可以吃到新鲜的食物，而非剩菜。

· 遵循书中的食谱，尤其是食物不耐受诊断方案中的食谱，但要避开香蕉、高汤、剩肉、三文鱼、木瓜和巴婆果，因为它们含有胺。

禁食富含胺的食物

三文鱼、沙丁鱼、金枪鱼及金枪鱼罐头、冷冻鱼、鱼子、茄子、蘑菇、番茄及番茄制品、西蓝花、花椰菜、菠菜、牛油果、柠檬、无花果、猕猴桃、柑橘、菠萝、李子、橙子及橙子制品、百香果、泰国皇帝蕉、草莓、葡萄及葡萄干、椰子及椰子油、橄榄、绿茶、红茶、可乐、脱脂奶、红豆、蚕豆、大多数坚果（生腰果除外，不要吃烤腰果）、枣、鸡皮、动物内脏、猪肉、加工肉类（如香肠、火腿、培根）、反复加热的肉类、高汤块/浓汤宝、大多数外卖餐、剩肉、核桃油、橄榄油（包括特级初榨橄榄油）、芝麻油、咖喱粉、可可豆及可可粉、巧克力（尤其是黑巧克力）、抹茶、发酵食品[如酸奶、奶酪、酒精饮料、豆豉、醋（麦芽醋胺的含量相对较低）、酱油、味噌]、腌制的食品（如腌黄瓜、腌制鱼、酸菜、熏肉、盐渍/熏制鱼）、酵母制品，以及含有酵母提取物、水解植物蛋白、肉类提取物的食物。

限制（或禁止）食用中等胺含量的食物

香蕉、奇亚籽、木瓜、巴婆果和亚麻籽。注意，亚麻籽油是 omega-3 脂肪酸的重要来源，相比于整粒亚麻籽，亚麻籽油中含有的胺更少，对胺敏感的人通常每天可以食用 1/4 ~ 1/2 茶匙亚麻籽油。

避开组胺释放剂

添加剂（包括人工合成色素和防腐剂）、亚硫酸盐（经常被喷洒在葡萄上，也可能隐藏在多种维生素补充剂中）、可可豆及可可粉、巧克力、柑橘类水果、坚果、生蛋清、谷氨酸盐（如味精）。

如前文所述，如果你被诊断为胺不耐受，那么你需要通过不断测试确定自己的胺不耐受阈值（即你摄入多少胺而不会产生不良反应）。因此，首先要禁食所有含胺食物，然后一点一点地尝试，例如，从 1/4 ～ 1/2 茶匙的亚麻籽油和其他小分量的中等胺含量的食物开始。每个月测试一种新的食物，并观察皮肤的反应。我们的目标是逐渐扩大饮食范围，并摆脱湿疹，所以只要你需要，就可以一直实行本书中的方案。

如何应对和预防水杨酸盐不耐受

有些人对水杨酸盐高度敏感，当他们严格避开所有含水杨酸盐的食物时，他们的皮肤会变得清透；还有一些人则可以耐受适量水杨酸盐。本书将帮助你确定自己的耐受阈值。这里有一些建议。

· 食物不耐受诊断方案菜单（第 83 ～ 90 页）和食物不耐受诊断方案购物清单（第 73 ～ 75 页）会对你有所帮助。

· 如果你的身体耐受不了中等水平的水杨酸盐，那么你还需要避开中等水杨酸盐含量的食物，具体参见第 97 ～ 99 页"湿疹排毒方案购物清单"。

富含水杨酸盐的食物

皮肤状况改善后，你可以逐渐测试富含水杨酸盐的食物并扩大饮食范围。但是如果你对水杨酸盐敏感，请避开以下食物。

水果

苹果、杏、所有浆果（包括草莓、石榴、无花果、番石榴）、樱桃、柠檬、荔枝、桃（包括油桃）、泰国皇帝蕉（可以吃普通香蕉）、哈密瓜、西瓜和其他瓜类水果、牛油果、枣、葡萄柚、葡萄、柑橘、橙子、百香果、菠萝、李子。

蔬菜

苜蓿芽、洋蓟、甜椒、菊苣、智利辣椒、玉米、黄瓜、羽衣甘蓝、秋葵、洋葱、萝卜、芝麻菜、菱角、西洋菜、西葫芦、茄子、番茄、西蓝花、花椰菜、蘑菇、橄榄、银甜菜和菠菜。

芳香植物 / 香料

大多数芳香植物包括百里香、迷迭香。

坚果 / 种子

杏仁、巴西坚果、烤腰果、榛子、夏威夷果、花生、松子、开心果、南瓜籽、芝麻、葵花籽和核桃（包括美国大核桃）。

加工肉类和鱼类

香肠（包括法兰克福香肠）、肉饼、加工午餐肉（鸡肉、火鸡肉等）、调味肉、用橄榄油浸泡的金枪鱼罐头或调味金枪鱼罐头。（请食用新鲜的、未经调味的牛肉 / 羊肉 / 鸡肉和大多数新鲜的白鱼，因为它们不含水杨酸盐。）

调味剂

苹果醋、肉汤（高汤块 / 浓汤宝）、咖喱粉、蜂蜜、果酱、大多数蘸酱（包括番茄酱）和醋。

其他

腌制菜、蚕豆、酒（包括啤酒、利口酒，杜松子酒、伏特加和威士忌除外）及酒精饮料（如苹果酒）、茶（包括绿茶、草本茶）、调味软饮料（包括果汁、苏打水）、口香糖、中药、许多膳食补充剂、薄荷、螺旋藻、有味道的牙膏（如草莓味牙膏）和小麦草。低因咖啡水杨酸盐含量较低，可以适量饮用，但不要饮用普通咖啡，因为它含有大量咖啡因和中等水平的水杨酸盐。

Part 5

第五部分

食谱

符号标识	
detox	湿疹排毒方案适用食谱
fid	食物不耐受诊断方案适用食谱
veg	适用于所有人，包括蛋奶素食者和纯素食者
a	含中等水平的胺
aa	含高水平的胺
s	含中等水平的水杨酸盐
ss	含高水平的水杨酸盐
gf	无麸质食谱

本书中的食谱分为"食物不耐受诊断方案适用食谱"（含有低水平的化学物质）、"湿疹排毒方案适用食谱"（含有中等水平的化学物质）和"测试食谱"（适用于食物不耐受测试）。

虽然我和我的女儿不再对水杨酸盐敏感，但我们每周仍然会根据这些食谱制作食物，因为我们真的很喜欢这些食谱。我希望你也像我们一样喜欢它们，并在湿疹痊愈很久之后时常翻阅和使用它们。

第十二章
食物不耐受诊断方案适用食谱

饮品

全天补水非常重要，尤其是当你有皮肤问题时。以下特制的饮品不仅化学物质含量低，而且富含维生素、矿物质和其他温和、健康的成分，有助于你清洁皮肤。这些食谱适用于正在实行食物不耐受诊断方案或湿疹排毒方案的儿童和成年人。

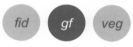

芹菜排毒汁
2 人份，准备时间 5 分钟

这是一款化学物质含量很低的饮品，适用于过度敏感的人，并有助于肝脏排毒。你可以根据自己的口味调整原料的用量。

原料

- 5 根芹菜杆
- 1/4 颗结球生菜
- 1 个成熟的大梨（鸭梨和沙梨除外）
- 1 把新鲜的绿豆芽
- 少量纯净水

做法

将芹菜杆、结球生菜、绿豆芽分别清洗干净，并将芹菜杆简单切段；梨去皮、去核，切块。

将上述蔬菜和梨放入榨汁机榨汁，最后加入少量纯净水。

如果有需要，也可以加入维生素粉。

角豆茶

1 人份，准备时间 2 分钟

原料

- 1 茶匙角豆粉
- 1 茶匙（或根据自己的口味调整用量）大米麦芽糖浆（糙米糖浆）或 1/2 茶匙纯枫糖浆
- 米浆
- 适量开水

角豆是一种很好的可可豆替代品，它可以促进消化并增加饱腹感，因为它能够抑制胃饥饿素（一种使人感到饥饿的胃肠道激素）的分泌。角豆的味道也很棒，而且富含抗氧化剂、钙、镁、维生素 B_2、维生素 B_6 和膳食纤维，最重要的是它不含水杨酸盐和胺。

做法

向茶杯或咖啡杯中倒入 3/4 杯开水。

加入角豆粉、大米麦芽糖浆（糙米糖浆）或纯枫糖浆、米浆，搅拌均匀。

fid **gf** *veg*

藏红花茶

1 人份，准备时间 1 分钟，烹饪时间 5 分钟

藏红花是一种天然的抗组胺香料，几个世纪以来一直被用作肠道疾病患者的助消化剂。

原料

- 3/2 杯米浆（或有机豆浆、燕麦奶）
- 5 根藏红花

做法

将米浆（或有机豆浆、燕麦奶）和藏红花一起放入小号平底锅中煮沸。

转小火煮 5 分钟，倒入杯中，趁热饮用。

注意

藏红花不会溶解，可以食用。

香草梨子茶

6 人份，准备时间 4 分钟，烹饪时间 10 分钟

fid *gf* *veg*

众所周知，香草茶可以缓解消化问题，减少身体的紧张感，增加人们的饱腹感和愉悦感。这款美味的甜茶具有迷人的香气，可以一次性多做一些，以便随时饮用。你也可以用这份食谱制作很棒的冰茶。

原料

- 8 杯纯净水
- 3 个成熟的梨（鸭梨和沙梨除外）
- 1 根香草荚
- 1 茶匙大米麦芽糖浆（糙米糖浆）或纯枫糖浆（可选）

做法

梨去皮、去核，切丁。

向大号平底锅中倒入纯净水，煮沸，加入梨丁。

将香草荚纵向剖开，刮出香草籽后放入锅中，盖上锅盖煮 10 分钟。

如果你觉得甜度不够，可以加入 1 茶匙大米麦芽糖浆（糙米糖浆）或纯枫糖浆。

用漏勺将梨捞出，存放在密封容器中当作小食。把剩下的茶倒入罐子中，放入冰箱保存。

电解质梨汁

4 人份，准备时间 5 分钟，烹饪时间 5 分钟

　　这款天然的电解质饮品能为你的身体补充水分，它非常适合在运动前或运动后饮用，或者作为每日水分额外的来源。纯枫糖浆富含矿物质和电解质，包括钾、钙、锰、锌、钠、镁等。

原料

- 6 杯纯净水
- 2 个成熟的梨（鸭梨和沙梨除外）
- 适量优质海盐
- 1 茶匙（用量可根据口味调整）大米麦芽糖浆（糙米糖浆）或纯枫糖浆
- 1 克细钙粉

做法

　　梨去皮、去核，切片，放一边备用。

　　向中等大小的平底锅中倒入纯净水，煮沸。

　　加入切好的梨片和海盐，转小火继续煮 5 分钟。

　　将梨汁和梨倒入容器中，放入冰箱冷藏至完全冷却。

　　加入大米麦芽糖浆（糙米糖浆）或纯枫糖浆、细钙粉，用大功率食物料理机分批搅拌，直至果汁细腻、光滑。

　　放入冰箱冷藏保存，根据需要取用。

角豆奶昔（热饮或冷饮）

成年人1人份、儿童2人份，准备时间2分钟

这款饮品有助于改善睡眠，可以在睡前饮用。角豆比巧克力甜，不含咖啡因且化学物质含量低，非常适合湿疹患者。不要用可可豆或可可粉代替角豆，因为它们含有咖啡因，会使皮肤干燥，还会影响睡眠。

原料

- 1茶匙（用量可根据口味调整）角豆粉
- 1茶匙大米麦芽糖浆（糙米糖浆）或纯枫糖浆（可选）
- 1汤匙开水（可选）
- 3/2杯无麸质有机豆浆或米浆（见第49页"植物奶"）
- 1克细钙粉（可选，用于改善睡眠）

做法

冷饮：确保奶昔顺滑、不结块的秘诀是，将角豆粉和大米麦芽糖浆（糙米糖浆）或纯枫糖浆一起加入开水中溶解，再加入无麸质有机豆浆或米浆；或者将所有原料放入食物料理机，高速搅拌至混合物顺滑。

热饮：将无麸质有机豆浆或米浆倒入小号平底锅中，中火加热。与此同时，将角豆粉和大米麦芽糖浆（糙米糖浆）或纯枫糖浆加入开水中溶解，然后一并倒入锅中，搅拌均匀，直至奶昔温热。

注意

如果制作的是冷饮，可以先在杯中加入适量的角豆糖浆（可以参见第127页的食谱自制，也可以直接购买纯角豆糖浆），然后再倒入奶昔，接着再在奶昔上面淋少许角豆糖浆。

酱

这些为食物不耐受诊断方案精心设计的调味品不仅美味，而且化学物质含量很低，富含有利于保持皮肤健康的营养物质。如果你正在实行湿疹排毒方案，也可以食用这些酱，它们会为你的饮食增加风味。

fid　gf　veg

焦糖葱酱

4 人份，准备时间 5 分钟，烹饪时间 10 分钟

原料

- 1 小根韭葱
- 1 汤匙欧芹油（第 128 页）
- 2 汤匙（用量可根据口味调整）纯枫糖浆
- 适量优质海盐

做法

去除韭葱葱叶，保留葱白（包括浅绿色的部分），彻底清洗（葱白的每一层都洗净），然后将它们切碎（大约 2 杯）。

向平底锅中倒入欧芹油，中火加热，加入葱白碎炒软，使其略呈金黄色。

加入纯枫糖浆和海盐调味，转小火再煮几分钟，直至酱变黏稠且呈金黄色。

出锅，用完的酱放入冰箱冷藏，可保存 5 天。

这款可口又浓稠的酱非常适合用来搭配肉类或土豆类菜肴，如土豆青酱比萨（第 144 页），你也可以用这款酱来炒菜。韭葱（水杨酸盐含量低）是洋葱（富含水杨酸盐）的理想替代品，它富含维生素 K、叶酸和锰，对皮肤健康有益。

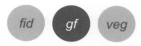

豆酱

6人份，准备时间10分钟（如果白腰豆是新鲜的，则需要额外的浸泡和烹饪时间）

　　白腰豆是膳食纤维和矿物质钼的重要来源，它会参与人体对亚硫酸盐的分解。这款豆酱可以涂抹在吐司、华夫饼上，也可以搭配普通米饼或芹菜条食用。

原料

● 3/2 杯熟白腰豆（烹饪方法见第 155 页）或 1 罐 400 克的熟红芸豆罐头（或白色的豆子，如海军豆罐头；冲洗干净并沥干水分）
● 1 小瓣大蒜
● 1 汤匙欧芹油（第 128 页）
● 4 汤匙纯净水

做法

　　将所有原料放入食物料理机中搅打。必要的话可以再加入少量纯净水，确保能将混合物搅打成光滑的糊状。

　　装入密封容器，放入冰箱冷藏，最多可储存 4 天。

fid gf veg

无芝麻鹰嘴豆泥

6 人份，准备时间 10 分钟（如果鹰嘴豆是新鲜的，则需要额外的浸泡和烹饪时间）

原料

- 3/2 杯熟鹰嘴豆（烹饪方法见第 155 页）或 1 罐 400 克的鹰嘴豆罐头（冲洗干净并沥干水分）
- 4 ~ 5 汤匙纯净水
- 1 汤匙欧芹油（第 128 页）
- 1/4 茶匙大蒜粉或半瓣大蒜（切末，可选）
- 1/2 茶匙（用量可根据口味调整）优质海盐

鹰嘴豆富含叶酸及铁、锰、铜和锌等矿物质，有助于促进皮肤胶原蛋白的合成。这款无芝麻鹰嘴豆泥可以撒在沙拉上，涂抹在三明治或吐司上，也可以搭配原味米饼或芹菜条食用。

做法

将所有原料放入食物料理机，搅打至豆泥变光滑。如果想要豆泥变得更稀薄，可再加少量纯净水搅打。

装入密封容器，放入冰箱冷藏，可保存 4 ~ 5 天。

角豆糖浆

fid gf veg

8 人份及以上，准备时间 5 分钟，烹饪时间 15 分钟

　　这款浓稠的、不含咖啡因的酱汁是一款美味的甜点配料，你也可以在温热的米浆里加一点儿角豆糖浆作为睡前镇静饮品。角豆对消化道有舒缓作用，含有一种有助于睡眠的矿物质钙以及一种名为没食子酸的单宁，它具有抗过敏、抗氧化、抗菌、抗病毒和防腐的特性。如果你对葛粉敏感，可以用细米粉代替。

原料

- 适量纯净水
- 1/2 杯过筛的角豆粉
- 2 茶匙纯枫糖浆或大米麦芽糖浆（糙米糖浆）
- 1 根香草荚（可选）
- 1 茶匙葛粉（用于增稠）

做法

　　将香草荚纵向剖开，刮出香草籽。

　　向水壶中倒入 1 杯纯净水，煮沸，然后将开水倒入小号平底锅中，并加入角豆粉、纯枫糖浆或大米麦芽糖浆（糙米糖浆）、香草籽（如果使用的话），小火煮约 10 分钟。

　　在一个小杯子里倒入 1 汤匙纯净水，加入葛粉，搅拌至充分混合。将葛粉糊倒进以上混合物中，边小火加热边搅拌，直至混合物变浓稠。

　　离火，装入密封罐，放入冰箱冷藏。

欧芹油

半罐，准备时间 4 分钟

欧芹含有保护性的抗氧化剂，有助于减少糖基化终产物（不利于健康，在烹饪肉类时会产生）的形成。在烤肉前，可以在肉上涂一层欧芹油，或者在任何食谱需要用油的时候使用。

原料

- 2 茶匙新鲜的欧芹
- 1/2 杯米糠油

做法

欧芹洗净，放入热水中汆烫约 1 分钟，然后捞出，冷却后用厨房纸巾擦干。

将欧芹和米糠油放入大功率食物料理机中，搅打至充分混合。

用粗棉布或纱布过滤出油。

装入密封罐，放入冰箱冷藏可保存数周。

注意

如果你对大米或米糠油敏感，请用其他低水杨酸盐含量的油代替，如葵花籽油或精制藏红花油。

重要提示：请检查油包装瓶上的配料表，确保其不含人工抗氧化剂，如 E320〔丁基羟基茴香醚（butylated hydroxyanisole,BHA）〕和 E321〔二丁基羟基甲苯（butylated hydroxytoluene,BHT）〕，这些成分会导致皮肤瘙痒。

枫糖酱

4 人份，准备时间 5 分钟

这款枫糖酱富含钾、钙、锰、锌等矿物质。它看起来像意大利黑醋，但是不酸。角豆粉对湿疹患者有利；如果加了大蒜末，这款酱还能平衡免疫系统的功能。你可以用这款酱搭配各种沙拉，包括鸡肉大白菜米线沙拉（第 157 页）食用。

原料

- 1/3 杯纯净水
- 1/4 杯纯枫糖浆
- 4 茶匙角豆粉
- 4 茶匙欧芹油（第 128 页）
- 1/2 茶匙（用量可减少）优质海盐
- 1 小瓣大蒜（切末，可选）
- 1 汤匙新鲜的细香葱碎

做法

将所有原料放入密封罐中，充分摇匀。也可以将所有原料放入食物料理机中，搅打至充分混合。

放入冰箱冷藏，最多可保存 1 周。食用前请搅匀或摇匀。

注意

可以用大米麦芽糖浆（糙米糖浆）代替纯枫糖浆，前者不是很甜。

如果你已经完成食物不耐受诊断方案并且对水杨酸盐或亚硫酸盐不敏感，那么可以加入 1 汤匙麦芽醋，这样既能获得额外的风味，又有助于保存。

如果你想测试自己对麦芽醋是否敏感，可以食用 3 天（最多 3 天），观察皮肤在 1 ~ 3 天内是否出现了不良反应。

粉梨果酱

2 罐，准备时间 20 分钟，烹饪时间 30 分钟

原料

- 12 个成熟的中等大小的梨（鸭梨和沙梨除外）
- 1/4 杯紫甘蓝丝
- 1/4 杯纯净水
- 3/4 杯大米麦芽糖浆（糙米糖浆）
- 50 ～ 100 克果胶

做法

将一个可冷冻的盘子放入冰箱冷冻室。

梨去皮、去核，切成小丁。

将梨丁、紫甘蓝丝、纯净水和大米麦芽糖浆（糙米糖浆）一起放入大号平底锅中，中火煮 20 分钟或直至梨丁和紫甘蓝丝变软（成熟的梨很容易变软），此时混合物会变成粉色。注意边煮边不断搅拌，以防烧糊（需要的话可以转小火）。

用土豆压泥器将混合物压成泥，加入 25g 果胶搅拌均匀，转中小火再煮 10 分钟。同时，将密封罐放入烤箱消毒（参见第 131 页）或放入锅中煮沸消毒。

边煮边测试果酱能否凝固：将冷冻的盘子从冰箱冷冻室中取出，舀一茶匙果酱倒在盘子上，如果果酱能很快凝固并且在移动盘子时晃动，说明果酱熬好了。如果它依然太稀、无法凝固，那么可以在锅中再加入 25 克果胶，再煮 5 分钟，边煮边搅拌。以此类推，直至果酱熬好。

取出消毒好的密封罐，用干净的勺子把果酱舀进热罐子（罐子必须是热的）里，盖上盖子，等冷却后食用。

制作这款令人惊艳的粉梨果酱（水杨酸盐含量低，有益于缓解湿疹）的秘诀是使用紫甘蓝，不添加精制糖。这款果酱是吐司、燕麦华夫饼（第 137 页）和现烤的香蕉吐司（第 187 页）的绝佳搭档。

注意

如果没有大米麦芽糖浆（糙米糖浆），可以用 1/2 杯纯枫糖浆或大麦糖浆（大麦含有麸质）代替。

未成熟的梨含有水杨酸盐，请选择成熟的梨。

如果没有新鲜的、成熟的梨，也可以使用浸泡在蔗糖糖浆中的梨罐头（不要选择浸泡在"果汁"中的梨罐头，因为果汁中含有水杨酸盐）。沥干糖浆，根据需要略微调整食谱。

这款果酱因不含精制糖而保质时间较短，所以请将它们放入冰箱冷藏，打开后需在 2 周内食用完。

如果你对紫甘蓝敏感，而对水杨酸盐不敏感，可以将起着色作用的紫甘蓝换成甜菜根。

如何对密封罐进行消毒

请将做好的酱存放在消毒完成的、热的密封罐中，以防变质。未消毒或未经正确消毒的密封罐会使酱滋生霉菌，如果发生这种情况，需要将整个罐子中的酱全部丢掉。

对密封罐进行消毒的方法很简单，具体操作如下。

·将烤箱预热至 120 ℃。

·用洗洁精清洗密封罐和盖子（不要使用塑料盖），清洗干净后放在烤盘上，盖子朝上，罐子之间相隔一定的距离。

·放入烤箱，烤约 20 分钟。

·戴上隔热手套，取出罐子并立即倒入刚煮好的热酱（酱装入热的罐子时必须也是热的），然后盖上盖子密封好。

早餐

选择一些健康、可口且营养丰富的食物当早餐。食物不耐受诊断方案适用食谱基本能满足所有人的饮食习惯，从高蛋白（低碳水化合物）食物到高膳食纤维食物，甜而美味。如果你喜欢，也可以把它们当作零食或午餐。我建议你选一些无油的食谱，如粥、蒸制的豆腐蔬菜杂烩。

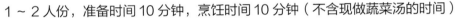

豆香吐司片

1～2人份，准备时间10分钟，烹饪时间10分钟（不含现做蔬菜汤的时间）

原料

- 2片斯佩尔特吐司（请购买不含小麦粉的吐司，可选）
- 1/4杯纯净水或蔬菜汤（第151页）
- 1/4杯韭葱葱白（切碎）
- 3/2杯罐装的白色豆子（意大利白豆或海军豆）
- 1/4茶匙（用量可根据口味调整）优质海盐
- 1/2茶匙大蒜粉（可选）
- 1汤匙细香葱碎（可选）

做法

烤吐司。同时，将纯净水或蔬菜汤倒入煎锅中，中火加热，加入葱白，煮至葱白变软。

加入白色豆子，搅拌均匀，可以用木勺将豆子稍微捣碎。

继续煮直至混合物变稠，然后加入海盐、大蒜粉，搅拌均匀，撒上细香葱碎。

离火，用勺子把豆子混合物盛到吐司上。

（食谱来自查莉·里乌）

豆类富含许多对人体有益的营养物质。这道菜中的海军豆可提供约20克蛋白质、80%每日所需的膳食纤维、70%每日所需的叶酸和50%每日所需的锰和铜。如果买不到不含小麦粉的吐司，你也可以只吃豆子，这样就不会摄入麸质了。

豆腐蔬菜杂烩

1 人份，准备时间 10 分钟，烹饪时间 5 分钟

　　这是一款无谷物的健康早餐食物。你可以将蔬菜蒸熟，也可以用少许油煎熟——最好选择蒸熟，避免使用油。

原料

- 1/2 杯原味豆腐（如果你喜欢食用肉类，也可以改用有机鸡肉）
- 少许优质海盐
- 少许大蒜粉
- 少许干的或新鲜的细香葱
- 适量欧芹油（第 128 页，可选）
- 1 个小白土豆
- 1/2 杯紫甘蓝碎
- 1 小把豆角
- 适量开水

做法

　　白土豆去皮、切成薄片；豆角择去两端，切段（约 1/2 杯）。

　　将豆腐（或有机鸡肉）切成适口大小，撒少许盐、大蒜粉和细香葱，腌一会儿。

　　在小号煎锅中倒入 1 茶匙欧芹油，放入豆腐（或有机鸡肉），中火煎制，直至豆腐两面金黄（豆腐每面最多煎 2 分钟，如果是有机鸡肉，请确保煎熟）。离火，冷却后用厨房纸巾吸干多余油脂。

　　蔬菜有 2 种烹饪方法。

　　蒸：在平底锅中倒入 3 厘米深的沸水，将蒸架放入平底锅中，并放上土豆片、紫甘蓝碎和豆角，盖上锅盖。（小贴士：将紫甘蓝碎与豆角、土豆片分隔开，因为它会把豆角、土豆染上颜色。）蒸 2 分钟或直至可以用叉子刺穿最厚的一块，离火，不要煮得太过。

　　清炒：如果你想炒着吃，可以洗净煎锅，倒入 1 茶匙欧芹油，先放入土豆片，中高火煎至两面金黄，然后倒入紫甘蓝碎和豆角翻炒熟，最后撒少许海盐和细香葱调味。

斯佩尔特松饼

6 ~ 8 人份，准备时间 5 分钟，烹饪时间 15 分钟

　　斯佩尔特小麦是一种营养丰富的古老的谷物，比小麦更易被人体消化，且富含膳食纤维、锰、镁、锌、硒和 B 族维生素。如果你对麸质过敏，请不要食用斯佩尔特小麦。这款松饼不适合你在实行食物不耐受诊断方案的第 1 ~ 2 周食用。

原料

- 1 杯斯佩尔特小麦粉
- 1/4 茶匙小苏打粉
- 3/2 杯有机豆浆（或米浆）
- 1 个鸡蛋（或鸡蛋替代品，见第 187 页；或半个去皮熟香蕉捣成泥）
- 适量米糠油（或其他适合湿疹患者的食用油，见第 48 页）
- 少许大米麦芽糖浆（糙米糖浆）或纯枫糖浆
- 1 ~ 2 个成熟的梨（鸭梨和沙梨除外）

做法

　　梨去皮、去核，切成小块。

　　将斯佩尔特小麦粉和小苏打粉过筛到一个搅拌碗中，混合均匀。

　　逐渐加入有机豆浆（或米浆），搅拌至无团块。

　　加入鸡蛋（或鸡蛋替代品，或香蕉泥），搅拌均匀。

　　取一口小号煎锅，加热，倒入少许米糠油，舀适量面糊加入锅中，轻轻地煎每一面，直至两面煎熟，即可出锅。重复此步骤，直至用完所有面糊。

　　食用前在松饼上淋一层薄薄的大米麦芽糖浆（糙米糖浆）或纯枫糖浆，然后在上面放上梨块。

注意

　　如果你在实行食物不耐受诊断方案期间测试过自己对鸡蛋的敏感度，且测试后的 4 天内没有出现任何不良反应，那么可以在这个食谱中使用鸡蛋。如果你对鸡蛋敏感而对胺不敏感，可以使用熟香蕉或者鸡蛋替代品。

　　如果你正在实行湿疹排毒方案且对胺不敏感，可以在松饼上放一些成熟的木瓜或巴婆果、香蕉、香蕉冰激凌（第 192 页）或木瓜冰激凌（第 191 页）。

全谷物燕麦粥

成年人1人份，准备时间5分钟，烹饪时间15分钟

fid **veg**

原料

- 1/2 杯全谷物燕麦片
- 约 3/2 杯纯净水
- 1/2 个梨（鸭梨和沙梨除外）
- 2 ~ 3 茶匙纯枫糖浆或大米麦芽糖浆（糙米糖浆）
- 适量米浆（或其他植物奶，见第49页）
- 适合湿疹患者食用的食用油（可选）

做法

梨去皮、去核，切成薄片。

用清水冲洗燕麦片，放入平底锅，加入3倍的纯净水，煮至水沸腾。

然后转小火继续煮10 ~ 15分钟，边煮边搅拌，必要时添加少量纯净水。与此同时，在梨片上涂抹上一层纯枫糖浆或大米麦芽糖浆（糙米糖浆）。

中火加热煎锅（尽量不放油），放入梨片，煎2分钟左右或两面金黄。

将煮熟的燕麦片倒入碗中，加入适量米浆，放上梨片。如果你想吃更甜的，可以淋一点儿大米麦芽糖浆（糙米糖浆）或纯枫糖浆或角豆糖浆（第127页）。

注意

全谷物燕麦片的分量请根据实际情况调整。一般而言，成年人每人份需要1/2杯，大龄儿童每人份需要1/3杯，幼儿每人份需要1/4杯。

即食燕麦片的升糖指数较高，可能引起血糖水平快速升高或下降，导致当天晚些时候能量供应不足，因此请选择全谷物燕麦片，它的升糖指数较低，有利于维持血糖水平稳定。

如果你对燕麦敏感，可以尝试做藜麦粥（第136页）。

全谷物燕麦片富含矿物质，包括锰、钼、镁，还含有一种名为 β－葡聚糖的特殊的膳食纤维，它可降低胆固醇水平，促进肝脏健康。如果你对麸质不耐受，请使用无麸质燕麦。

藜麦粥

fid　gf　veg

1 人份，准备时间 5 分钟，烹饪时间 20 分钟

　　藜麦是一种不含麸质的类似谷物的种子，相比其他谷物，它含有更多的抗氧化物，1/2 杯藜麦可以为人体提供约 78 毫克镁、5 克蛋白质、1.4 毫克锌和少量 omega-3 脂肪酸，它们都对皮肤健康有益。

原料

- 1/2 杯白藜麦（不要使用膨化藜麦）
- 1 杯纯净水
- 1/2 茶匙香草精（可选）
- 1/2 杯无麸质有机豆浆或米浆（或其他植物奶，见第 49 页）
- 1 个成熟的梨（鸭梨和沙梨除外）
- 1 茶匙大米麦芽糖浆（糙米糖浆）或纯枫糖浆
- 适量熟黑芝麻

做法

　　梨去皮、去核，切片。

　　用清水冲洗白藜麦后放入平底锅中，加入纯净水，大火煮沸。

　　转小火继续煮 12～15 分钟，直至粥变稠、藜麦变软。

　　加入香草精和无麸质有机豆浆或米浆，继续煮 5 分钟，不时搅拌以防止煮糊，必要时多加一些无麸质有机豆浆（或米浆）或水。

　　出锅，淋上大米麦芽糖浆（糙米糖浆）或纯枫糖浆，撒上适量的熟黑芝麻，放上梨片。

注意

　　如果你正在实行湿疹排毒方案，可以加入更多食材，如香蕉和木瓜。

燕麦华夫饼

fid gf veg

2 人份，准备时间 5 分钟，烹饪时间 15 分钟

燕麦华夫饼是一种健康、美味的面包替代品，全谷物燕麦片富含矿物质和 β–葡聚糖，可促进肝脏健康。如果你对麸质不耐受，请选择无麸质燕麦，并可添加新鲜的细香葱或欧芹。

原料

- 1 杯全谷物燕麦
- 1 杯米浆（或燕麦奶）
- 2 茶匙欧芹油（第 128 页）
- 1/2 茶匙泡打粉（无麸质）
- 1 汤匙新鲜的或干的欧芹碎

做法

高温预热华夫饼机（如果你想要做酥脆的华夫饼，每次烤华夫饼之前都要将华夫饼机预热至理想温度）。

将全谷物燕麦、米浆（或燕麦奶）、欧芹油和泡打粉放入食物料理机中，搅打至混合物光滑，加入欧芹碎。

用勺子舀适量混合物放到预热好的华夫饼机的烤盘上，确保面糊可以覆盖住整个烤盘，加热至华夫饼表面酥脆、呈金黄色（5 ~ 7 分钟）。

做好后尽快食用，否则华夫饼会变软。

注意

可以淋一些纯枫糖浆或粉梨果酱（第 130 页）做成甜味华夫饼，或搭配无芝麻鹰嘴豆泥（第 126 页）或腰果酱（第 168 页）食用。

还可以在制作过程中添加 1 汤匙角豆粉，做成巧克力味华夫饼。

如果你是纯素食者或蛋奶素食者或想要增加蛋白质的摄入量，可以在混合物中加入 1 ~ 2 汤匙纯豌豆蛋白粉或大米蛋白粉，再加 1/4 杯植物奶。如果你对谷氨酸盐敏感，请勿食用蛋白粉。

土豆大葱华夫饼

2 人份，准备时间 15 分钟，烹饪时间 30 分钟

原料

- 2 杯去皮并切丁的白土豆
- 1 根韭葱
- 1 瓣大蒜
- 3 茶匙欧芹油（第 128 页）
- 1/2 茶匙优质海盐
- 1/4 杯糙米粉（或适合你的面粉）
- 1 汤匙新鲜的细香葱碎（可选）
- 1 ~ 2 汤匙纯净水

做法

将白土豆丁放入平底锅中蒸或煮熟。与此同时，去除韭葱葱叶，保留葱白（包括浅绿色的部分），并将葱白每一层都清洗干净，切碎；蒜瓣切碎。

向煎锅中加入 1 ~ 2 汤匙纯净水，中火加热，加入葱白、蒜末，炒至变软，离火备用。

土豆蒸或煮熟后，沥干水分，放入一个搅拌碗中捣碎。加入欧芹油、海盐和糙米粉（或适合你的面粉），搅拌至充分混合。再加入炒好的葱白混合物，搅拌均匀。

预热华夫饼机（最好使用不粘烤盘，否则需要在烤盘上淋少许油）。把土豆面糊分成 2 份，每份都压成圆饼。华夫饼机预热完成后，将一个土豆圆饼放在烤盘中心，然后慢慢压下去，直到合上华夫饼机，烤至表面酥脆（5 ~ 7 分钟）。

制作下一个华夫饼之前，需要重新预热华夫饼机，然后重复之前的步骤。

撒上细香葱碎。做好后尽快食用，否则华夫饼会变软。

（食谱来自查莉·里乌）

注意

如果你对水杨酸盐敏感，必须使用白土豆且要去掉一层很厚的皮（白土豆通常带泥出售）。

与普通华夫饼相比，这款营养丰富的华夫饼含有具有抗炎作用的韭葱和大蒜，以及水杨酸盐含量低的白土豆，这些都富含膳食纤维、维生素 B6、钾和锰，有益于皮肤健康。请注意，制作这款华夫饼需要使用带不粘烤盘的华夫饼机。

小食和简餐

以下食物不耐受诊断方案适用食谱可用于制作简餐或两餐之间的零食。如果你正在实行湿疹排毒方案，也可以享用这些美食。

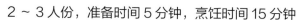

斯佩尔特薯片

2 ~ 3 人份，准备时间 5 分钟，烹饪时间 15 分钟

这是一道用美味的斯佩尔特薄饼制作的小食。有需要的话，可以用它搭配无芝麻鹰嘴豆泥（第 126 页）或豆酱（第 125 页）食用。

原料

- 2 ~ 3 张斯佩尔特薄饼（第 143 页）
- 适量优质海盐

做法

烤箱预热至 180 ℃，在一口大号浅口烤盘上铺一张烘焙纸。

先将斯佩尔特薄饼一切为二，然后切成边长 4 ~ 5 厘米的三角形薄饼，表面撒少许海盐，放在烤盘上。

放入烤箱中烤 10 ~ 15 分钟或直至三角形薄饼变硬变脆，装进密封容器，可保存 1 周。

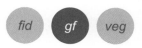

许愿盘

2 人份，准备时间 5 分钟

告诉孩子，当他们吃下许愿盘上的 2 种（或更多种）蔬菜时，他们就可以许愿了。鼓励年幼的孩子自己摆盘，例如，用这些蔬菜摆出时钟、卡车、花等图案。我建议全家人都参与进来。将这盘菜（盖好）放在厨房供大家随时食用，让它比垃圾食品更方便获得。你可以搭配本书中的酱或者其他任何能够帮助你吃下这道菜的食物食用。

原料

- 1 根芹菜杆
- 1 根胡萝卜
- 适量绿豆芽（需要的话去掉豆壳，可选）
- 适量熟豆角（可选）
- 适量熟紫甘蓝（可选）
- 适量结球生菜（可选）

做法

　　将芹菜杆清洗干净、去皮，部分切条，部分切成鲨鱼牙齿状的小段；将胡萝卜清洗干净、去皮，部分切条，部分切圆片。

　　用一个有装饰图案的餐盘（如童话主题的盘子或任何孩子喜爱的餐盘）作为专门的许愿盘。将上述蔬菜摆盘。

注意

　　胡萝卜含有中等水平的水杨酸盐，因此在实行食物不耐受诊断方案的前 3 周不要食用胡萝卜。

　　这道菜旨在鼓励孩子食用低水杨酸盐含量的蔬菜，因为这将有助于治愈湿疹，并使他们养成健康的饮食习惯。你可以通过做游戏等方式为孩子创造愉快的氛围，让食用这些蔬菜变得有乐趣。紫甘蓝富含一种叫作花青素（单宁的一种）的紫色色素，这是一种强效的抗氧化物，经常食用的话，可以为你的皮肤构筑一道防紫外线的屏障。

梨子玛芬蛋糕

12 个，准备时间 15 分钟，烹饪时间 15 分钟

原料

- 1 个鸡蛋（或鸡蛋替代品，第 187 页）
- 1/3 杯纯枫糖浆（或其他甜味剂，见第 49 页）
- 1 杯有机豆浆（或其他植物奶，见第 49 页）
- 1/3 杯欧芹油（第 128 页）或米糠油
- 2 杯斯佩尔特小麦粉
- 4 茶匙泡打粉（无麸质）
- 2 个成熟的大梨（鸭梨和沙梨除外）

做法

梨去皮、去核，切丁，备用

烤箱预热至 180 ℃。将玛芬蛋糕纸杯放在玛芬烤盘中（或者直接在玛芬烤盘上刷一层米糠油）。

如果使用鸡蛋替代品，请按照第187 页的步骤制作。

将鸡蛋（或鸡蛋替代品）、纯枫糖浆和有机豆浆放入一个大碗中，用电动搅拌器搅拌均匀。

一边搅拌一边缓慢加入欧芹油，直至蛋奶混合物光滑、呈奶油状。

另取一个大碗，将斯佩尔特小麦粉和泡打粉过筛到碗中，搅拌均匀。

将搅拌好的蛋奶混合物倒进斯佩尔特小麦粉碗中，用一个大汤匙稍微混合，加入梨丁，搅拌均匀。

用勺子将面糊舀到每个纸杯中，确保每个杯子里有大约 3/4 杯面糊，放入烤箱中烤 15 分钟或烤至表面金黄。可以插入牙签看看是否烤熟。

注意

玛芬蛋糕放入冰箱冷冻室可以保存 3 个月之久。

如果你在实行食物不耐受诊断方案期间测试过自己对鸡蛋的敏感度，且测试后的4 天内没有出现任何不良反应，那么你可以食用鸡蛋。

如果你对麸质不耐受，可用米浆或无麸质有机豆浆代替，用无麸质自发面粉代替斯佩尔特小麦粉。如果你使用的是无麸质自发面粉，那么无须添加泡打粉。

如果你正在实行湿疹排毒方案，可以在玛芬蛋糕上撒一些奇亚籽。

当你想吃甜点时，富含膳食纤维的梨子玛芬蛋糕是一个很好的选择。梨中的果胶是一种可溶性膳食纤维，有助于促进消化，保持血糖水平稳定。在实行食物不耐受诊断方案的第 1 ~ 2 周不要食用这款蛋糕。鸡蛋过敏现象很常见，除非你已经完成了测试且测试结果显示你对鸡蛋不过敏，否则不要食用鸡蛋。

午餐和晚餐

确保皮肤愈合的一个重要因素是规律饮食——包括午餐和晚餐。节食或跳过某餐会导致血糖水平降低，从而导致疲劳、焦虑，还会让你对糖产生不健康的渴望。只有按时进餐才能保持身心健康。下面列出的食谱不含会导致皮肤瘙痒的化学物质，且能够帮助你维持血糖水平。

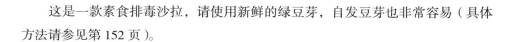

素食排毒沙拉

1 人份，准备时间 10 分钟

这是一款素食排毒沙拉，请使用新鲜的绿豆芽，自发豆芽也非常容易（具体方法请参见第 152 页）。

原料

- 2 小把（或适量）结球生菜
- 1 根中等大小的芹菜杆
- 1 根小葱
- 1/4 杯紫甘蓝丝
- 1/4 杯绿豆芽
- 适量无芝麻鹰嘴豆泥（第 126 页）或枫糖酱（第 129 页）

做法

将芹菜杆洗净，切小段；将小葱斜切圈；绿豆芽洗净，沥干水分。

将结球生菜洗净，切碎，放入一个浅碗中；然后将其他原料放到生菜上。

加入一大勺无芝麻鹰嘴豆泥或少许枫糖酱，需要的话还可以根据自己的口味加入其他调料。

注意

这款沙拉也可以搭配斯佩尔特薄饼（第 143 页）食用。

如果你有甲状腺问题，不要食用紫甘蓝。

斯佩尔特薄饼

6 个，准备时间 10 分钟，烹饪时间 20 分钟

原料

- 适量斯佩尔特小麦粉（如果是全谷物的更好）
- 3/4 茶匙优质海盐
- 1 汤匙欧芹油（第 128 页）
- 2/3 杯开水

做法

将 5/4 杯斯佩尔特小麦粉倒入碗中，加入海盐，搅拌均匀。倒入欧芹油和开水，用刮刀搅拌均匀，揉成面团。注意，面团不应该很黏——如果很黏，需要再加点儿斯佩尔特小麦粉，直到面团不会粘住碗。

在面板上撒一点儿斯佩尔特小麦粉，把面团倒在面板上，揉 3 分钟，直到面团表面光滑、有弹性（如果面团很黏，再加点儿斯佩尔特小麦粉）。

将面团分成 6 等份，分别揉成小圆球。再在面板上撒点儿斯佩尔特小麦粉，然后用擀面杖分别将每个小面团压扁，擀成又大又薄的圆饼（直径 20～22 厘米）。有需要的话可以再加点儿斯佩尔特小麦粉，以确保面饼不会粘住擀面杖，且能被擀得像纸一样薄。

中高火加热大号煎锅，放入面饼，每一面煎大约 1 分钟或者煎至面饼出现气泡且表面形成褐色斑点。如果想要做成软饼，加热时间不要太长。加热的时间越长，薄饼就越脆。

（食谱来自比安卡·罗特韦尔）

斯佩尔特小麦是一种营养丰富的谷物，类似于普通小麦，但更易被人体消化。它富含锰、铁、铜，这些都是合成胶原蛋白所必需的矿物质，而胶原蛋白是将皮肤黏合在一起的"胶水"，对保持皮肤健康十分重要。这款薄饼口感很好，做起来又快又容易。你可以用它蘸豆酱（第 125 页）食用，也可以用它做斯佩尔特薯片（第 139 页）或美味的土豆青酱比萨（第 144 页）。

土豆青酱比萨

2 人份，准备时间 20 分钟，烹饪时间 15 分钟（不含现做斯佩尔特薄饼、欧芹青酱和焦糖葱酱的时间）

原料

- 2 ~ 3 张斯佩尔特薄饼（第 143 页）
- 1 份欧芹青酱（第 169 页）
- 3 ~ 4 个白土豆（去皮，切成薄片）
- 适量焦糖葱酱（第 124 页）
- 适量优质海盐
- 1/4 杯新鲜的细香葱碎
- 1 把生腰果（切碎，可选）

做法

烤箱预热至 180 ℃。如果使用的是比萨烘焙石板，需要将烘焙石板放进烤箱一起预热；如果使用的是普通烤盘，则在烤盘上铺上烘焙纸。

如果没有现成的斯佩尔特薄饼、欧芹青酱和焦糖葱酱，请现做。

将斯佩尔特薄饼放在烘焙石板或烤盘上，抹一层欧芹青酱，铺一层土豆薄片，再抹一层焦糖葱酱，然后撒点儿海盐调味。

放入烤箱中烤约 15 分钟或直至土豆变软。取出后，撒上细香葱碎和生腰果碎即可。

这款可口的比萨不含乳制品，上面抹了一层焦糖葱酱，味道极佳。如果你对坚果敏感，请用无芝麻鹰嘴豆泥（第 126 页）或焦糖葱酱（第 124 页）代替欧芹青酱。用比萨烘焙石板烤出来的比萨更脆。

自制三明治

1 人份，准备时间 5 分钟

请使用以下列出的食用健康的面包片（或无麸质替代品）和富有营养的夹料自制三明治。

原料

可选择的面包片

- 斯佩尔特酸面包片（商店购买，检查配料表）
- 斯佩尔特薄饼（第 143 页）

无麸质替代品

- 无麸质面包（商店购买，检查配料表）
- 米饼（无添加剂，仅用盐调味）
- 绿豆芽松饼（第 152 页）

可选择的酱

- 无芝麻鹰嘴豆泥（第 126 页）
- 焦糖葱酱（第 124 页）
- 豆酱（第 125 页）
- 粉梨果酱（第 130 页，可选）

素食夹料

- 剩下的炒或烤蔬菜（去皮的白土豆、韭葱、大蒜、抱子甘蓝、芜菁甘蓝）和无芝麻鹰嘴豆泥（第 126 页）
- 小扁豆饼（第 146 页）、紫甘蓝、结球生菜和焦糖葱酱（第 124 页）
- 香煎豆腐三明治（第 146 页）

肉类（最好是有机的）夹料

- 结球生菜和绿豆芽或紫甘蓝丝配豆酱（第 125 页）和熟羊肉、鸡肉或豆腐配焦糖葱酱（第 124 页）
- 煮熟的去皮鸡肉和绿豆芽
- 新鲜的（非冷冻的或剩下的）白鱼片，如比目鱼片、鳕鱼片或多利鱼片
- 有机火鸡里脊肉
- 烤瘦羊肉片（自家烤的，无人工添加剂）
- 去脂羊排
- 大蒜和欧芹油（第 128 页）烤去皮鸡肉

注意

仅使用有机肉类或自家现做的肉，因为预先切好的或外面加工的熟羊肉和鸡肉或火鸡肉可能含有刺激性防腐剂（如亚硝酸盐）和调味剂。

以下食材只有在实行湿疹排毒方案时才能食用：胡萝卜碎、甜菜根碎、烤红薯、烤南瓜、荷兰豆和香蕉片。

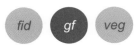

香煎豆腐三明治

1 人份，准备时间 5 分钟，烹饪时间 5 分钟

原料

- 斯佩尔特酸面包片（商店购买，检查配料表）
- 适量无芝麻鹰嘴豆泥（第 126 页）
- 1 块豆腐（无添加剂，未经调味）
- 少许大蒜粉
- 少许优质海盐
- 适量新鲜的或干的细香葱
- 1 茶匙欧芹油（第 128 页）
- 1 把紫甘蓝丝
- 1 把结球生菜丝

做法

将细香葱部分切碎，部分切段。

将豆腐切成 3 厘米 ×3 厘米 ×1 厘米的豆腐块，在豆腐块两面都撒上大蒜粉、海盐和细香葱碎。

中火加热平底锅，加入欧芹油，放入豆腐块，煎至两面金黄。

出锅，冷却后用厨房纸巾吸去多余的油。

斯佩尔特面包片上抹上无芝麻鹰嘴豆泥，放上豆腐、紫甘蓝丝和结球生菜丝和细香葱段即可食用。

小扁豆饼

12 个，准备时间 20 分钟，烹饪时间 20 分钟

原料

- 3 个中等大小的土豆
- 2 根中等大小的芹菜杆
- 1 罐 400 克的小扁豆罐头（洗净并沥干水分）
- 1/4 杯新鲜细的香葱碎
- 1/2 茶匙（用量可根据口味调整）优质海盐
- 1 杯紫甘蓝碎
- 1 份鸡蛋替代品（第 187 页，可选）
- 适量糙米粉
- 欧芹油（第 128 页）
- 适量纯净水

做法

将土豆清洗干净，去皮、切块；芹菜杆纵向对半切开后切成细丝。

平底锅中加入纯净水，煮沸，放入

土豆块煮 2 分钟，然后再放入芹菜丝，煮至土豆和芹菜都变软。如果时间充裕，也可以选择将蔬菜蒸熟。

土豆和芹菜出锅后沥干水分，放入食物料理机中，低速搅打。注意，不要过度搅打，混合物的质地应该是浓稠的蔬菜泥而不是蔬菜汤。

将土豆芹菜泥倒入一个大碗中，加入小扁豆、细香葱碎、海盐和紫甘蓝碎，搅拌均匀。

加入鸡蛋替代品（可选）和 1 杯糙米粉，搅拌均匀，直至形成黏稠的混合物。如果混合物太稀，可酌情再加点儿糙米粉。

在面板上撒一些糙米粉，将混合物倒在面板上并揉成面团，分成 12 等份，并将每份面团捏成圆饼（厚约 1 厘米），每个饼两面都撒上糙米粉。

取一口大号煎锅，轻轻地在锅里刷一层欧芹油，放入圆饼，中火加热（火力不能太大，否则油会过热）。每面煎 3 ~ 5 分钟或煎至两面金黄（要把饼完全煎熟，煎熟的饼应该有一定的硬度。如果饼表面快速变色或者很快就糊了，那说明火力太大了，请将火力调小）。

出锅，用厨房纸巾吸去多余的油。

（食谱来自凯蒂·莱兰）

注意

你可以立即享用刚出锅的小扁豆饼，也可以将它冷藏或冷冻以方便后期食用。从冰箱里取出小扁豆饼后，可以放在烤箱中烤（放在烤盘上，用 180 ℃的温度烤约 10 分钟或直至热透），也可以用煎锅稍微煎一下。

这款小扁豆饼是钼、叶酸、膳食纤维、蛋白质、锌、维生素 B₅、维生素 B₆ 和铁的极佳来源，这些都有助于肝脏排毒。紫甘蓝富含天然抗氧化剂，如花青素。注意，在实行食物不耐受诊断方案的前 5 周做这款小扁豆饼时，不要使用鸡蛋替代品。

土豆泥

2 人份，准备时间 10 分钟，烹饪时间 10 分钟

　　土豆虽然不是流行食物，但营养却很丰富，是维生素 C 的极佳来源。土豆富含维生素 B_6、钾和铜，对皮肤健康有益；去皮的白土豆水杨酸盐含量很低。如有必要，请选择无麸质植物奶。

原料

- 4 个白土豆
- 1/4 杯米浆（或燕麦奶、有机豆浆）
- 1/4 茶匙（用量可根据口味调整）优质海盐
- 1/2 茶匙大蒜粉
- 1 汤匙新鲜的细香葱碎或欧芹碎
- 适量纯净水

做法

　　将白土豆清洗干净，去除厚厚的一层皮，切成小块。平底锅中多加入一些纯净水，煮沸后放入土豆块，煮约 10 分钟或直至土豆变软。

　　将土豆捞出，沥干水分后放入碗中，加入米浆（或燕麦奶、有机豆浆）、海盐和大蒜粉，捣成泥。

　　加入新鲜的细香葱碎或欧芹碎，搅拌均匀即可食用。

韭葱土豆浓汤

6 ~ 8 人份，准备时间 20 分钟，烹饪时间 20 分钟

　　韭葱含有镁、维生素 K、叶酸及其他 B 族维生素和山奈酚，山奈酚是一种黄酮类化合物，具有很强的抗癌、抗炎和抗真菌的特性。

原料

- 1 茶匙欧芹油（第 128 页）
- 1 大根韭葱
- 2 瓣大蒜
- 5 杯纯净水
- 1.2 千克白土豆
- 1 杯干的红色小扁豆
- 2 颗抱子甘蓝
- 3/4 ~ 1 茶匙（用量可根据口味调整）优质海盐
- 适量新鲜的细香葱
- 适量开水

做法

　　去除韭葱葱叶，保留葱白（包括浅绿色的部分）并洗净，切成细丝；将大蒜切末；将抱子甘蓝洗净，切细丝；将细香葱洗净，切碎。

　　在大号平底锅中加入欧芹油，中火加热，放入葱白和蒜末轻轻翻炒。

　　加入纯净水，转大火，盖上锅盖煮沸。同时将白土豆洗净、去皮，切丁，放入锅中。

　　挑除变色的小扁豆，其余的洗净，与抱子甘蓝丝一起加入平底锅。

　　煮沸后转小火，再煮 20 ~ 30 分钟，不时搅拌。

　　加入海盐，关火，冷却几分钟。

　　将混合物分批次倒入食物料理机中，搅打至顺滑。如果汤太浓稠，可以加点儿开水（可能需要额外加 1 ~ 2 杯）。

　　食用前撒上细香葱碎。

注意

　　只能选用白土豆，且只有去皮后才不含水杨酸盐。

小扁豆蔬菜汤

4 人份，准备时间 10 分钟，烹饪时间 18 分钟

fid gf veg

原料

- 1 大根韭葱
- 1 茶匙欧芹油（第 128 页）
- 3 根芹菜杆
- 2 个中等大小的白土豆
- 3/2 杯干的红色小扁豆
- 适量纯净水（或蔬菜汤，第 151 页）
- 1/2 茶匙大蒜粉
- 适量细香葱碎（或欧芹碎）
- 3/4 茶匙（用量可根据口味调整）优质海盐

做法

去除韭葱葱叶，保留葱白（包括浅绿色的部分）并洗净，纵向切开，切成细丝；白土豆清洗、去皮，切丁；挑除变色的小扁豆，其余的洗净；芹菜杆切细丝。

取一口中等大小的平底锅，加入欧芹油（或少许纯净水），加入葱白，炒至葱白变软。

加入芹菜丝、土豆丁、小扁豆、6 杯纯净水（或蔬菜汤）和大蒜粉，大火煮沸。

转小火，盖上锅盖煮 15 分钟或直至芹菜等蔬菜变软（但不要煮得太过）。

加入 2 汤匙细香葱碎和海盐，搅拌均匀。

出锅，撒点细香葱碎作为装饰。

（食谱来自凯蒂·莱兰）

注意

如果你正在实行湿疹排毒方案，可以加入 2 根中等大小的胡萝卜（切小丁）。

红色小扁豆是最佳选择，但如果你使用的是褐色小扁豆，则需要煨 25 分钟或煨至豆子变软。

每当我对晚餐没有计划时，这道美味的汤都是我的首选，因为它做起来简单快捷，而且营养丰富。红色小扁豆富含可溶性和不可溶性膳食纤维——有助于保护消化系统，维持人体健康。小扁豆还具有补铁的功效，使得这道汤成为素食者的绝佳选择。

蔬菜汤

4 人份，准备时间 10 分钟，烹饪时间 1 小时

fid gf veg

原料

- 半根韭葱
- 2 瓣大蒜
- 3 根芹菜杆
- 3 颗抱子甘蓝
- 3 个白土豆
- 1 汤匙欧芹碎
- 5 升纯净水
- 1/2 ~ 3/4 茶匙（用量可根据口味调整）优质海盐

做法

去除韭葱葱叶，保留葱白（包括浅绿色的部分）并洗净，切圈；将大蒜切末；将芹菜杆切碎；将抱子甘蓝对半切开；将白土豆去掉厚厚的一层皮，切丁。

取一口大号平底锅，倒入少许纯净水，放入葱白和大蒜末轻轻翻炒 3 分钟。

将剩余的原料倒入平底锅中，盖上锅盖，大火煮沸。

转小火煮 1 小时，不时搅拌。

关火，放置几分钟。

用锅铲或干净的杯底挤出蔬菜中的汤汁，捞出蔬菜，保留汤。

注意

将剩余的汤盛入干净的玻璃罐或密封容器中，放入冰箱冷冻保存，可保存 1 周。

如果你正在实行湿疹排毒方案，可以加入 1 根大的胡萝卜（切小丁）。

只能选用白土豆，为了保证不含水杨酸盐，土豆必须去皮。

这道营养丰富的蔬菜汤适合蛋奶素食者或纯素食者食用，它富含黄酮类化合物和抗氧化剂。可以直接饮用，也可以用它来给其他汤或菜调味。

绿豆芽松饼

6 个，准备时间 5 分钟，烹饪时间 15 分钟

原料

- 200 克绿豆芽
- 适量纯净水
- 1/2 茶匙（用量可根据口味调整）优质海盐
- 2 汤匙葛粉
- 少许欧芹油（第 128 页）

做法

将绿豆芽洗净，沥干水分，放入食物料理机中，加入 3/4 杯纯净水和海盐，中高速搅打至混合物顺滑。如果你希望煎饼更薄一些，可以少量多次加入纯净水，直至达到你理想的稠度。加入葛粉，再次搅打至混合物顺滑。

中火加热煎锅，加入少许欧芹油。每次加入约 1/4 杯混合物，如果你希望松饼更薄，可以转动煎锅。煎一会儿后翻面，直至两面都略呈褐色。重复此步骤，直至煎完所有的松饼。

趁热食用，没吃完的松饼需要放入冰箱冷藏，从冰箱取出后需重新加热后食用。

（食谱来自凯蒂·莱兰）

自发绿豆芽

绿豆芽含有镁、维生素 K、叶酸、钾和维生素 C，最重要的是不含水杨酸盐，对皮肤健康非常有益。绿豆芽在食用前需要冲洗干净。如果你不方便购买，也可以自发绿豆芽。注意不要将绿豆芽与黄豆芽混淆。

你可以用下面介绍的方法自发绿豆芽、大麦芽和小扁豆芽——它们都是对湿疹患者友好的食物，但绿豆是最容易发芽的。要想培育小扁豆芽，不能使用碎开或裂开的小扁豆，因为只有完好的小扁豆才能发芽。

原料和用具

- 1/3 杯干绿豆
- 浅口玻璃罐或其他容器
- 粗棉布或纱布
- 松紧带
- 适量温水

做法

挑除看起来颜色较深或破裂的绿豆。洗净剩余的绿豆，放入玻璃罐或其他容器中，倒满温水，将绿豆泡软。

容器口蒙上一块粗棉布或纱布，用松紧带箍紧。放在厨房阴暗的地方（避免阳光直射，但也不要放在黑暗的橱柜里）浸泡一夜。

第二天早上，滤掉多余的水分，冲洗绿豆（如果你使用的是纱布，则可以直接透过纱布冲洗绿豆；如果使用的是粗棉布，则需要取下棉布，换上滤网，透过滤网冲洗绿豆），沥干水分。每天要冲洗和沥水 2 次，持续 2 ~ 3 天（天气炎热时用时较短，寒冷时用时较长）。

绿豆发芽后，沥干多余的水分，将豆芽晾干，然后用厨房纸巾（或其他可吸收多余水分的东西）包住放进密封容器中，放入冰箱。请在 4 天内食用完，以防变质。

焦糖葱酱配羊排

2 人份，准备时间 15 分钟，烹饪时间 15 分钟

羊肉富含铁和蛋白质，当它与韭葱（来自焦糖葱酱）和紫甘蓝搭配在一起时，就形成了这道营养丰富的美食。

原料

- 少许焦糖葱酱（第 124 页）
- 1/2 杯精白米或糙米（泰国香米和印度香米除外）
- 2 ~ 4 块瘦羊排（具体用量由你的食量和羊排大小决定）
- 少许欧芹油（第 128 页，可选）
- 少许优质海盐（根据口味添加）
- 大蒜粉（可选，根据口味添加）
- 1 杯豆角（择去两端，切成小段）
- 1 杯紫甘蓝碎
- 1 汤匙纯净水

做法

制作焦糖葱酱备用。

将米饭煮熟。

烤架预热至中高温。

在羊排表面刷一层欧芹油，有需要的话，撒上海盐和大蒜粉。当烤架预热完成后，放上羊排，每面烤约 6 分钟，翻面，直至表皮呈褐色、里面略呈粉红色。

同时中高火加热煎锅，加入纯净水，放入紫甘蓝碎和豆角，轻轻翻炒 1 ~ 2 分钟。

将紫甘蓝、豆角、米饭和羊排摆盘，淋上少许焦糖葱酱。

生菜卷

2 人份，准备时间 15 分钟，烹饪时间 20 分钟

你一定会喜欢这款改良版（含有低水平化学物质）的经典中餐。它里面有富含铁的有机羊肉末，你也可以用有机鸡肉末或火鸡肉末、豆腐或黑豆代替有机羊肉末。

原料

- 2 茶匙欧芹油（第 128 页）
- 1 大根韭葱（仅保留葱白，洗净，切细丝）
- 1/2 杯紫甘蓝碎
- 2 根芹菜杆（纵向切开，切小丁）
- 500 克不含防腐剂的有机羊肉末或 2 杯熟黑豆
- 2 瓣大蒜（切末）
- 1 汤匙干的或新鲜的细香葱碎或欧芹碎
- 1/2 杯纯净水
- 适量优质海盐（根据口味添加）
- 4 ~ 6 片大而完整的结球生菜叶
- 适量绿豆芽（可选）
- 1 茶匙枫糖酱（第 129 页，可选）

做法

如果你需要现煮黑豆，请参见下列方法（使用 1 杯干黑豆或 1 罐 400 克的黑豆罐头）。

取一口中等大小的平底锅，中火加热，加入 1 茶匙欧芹油，放入葱白，翻炒至葱白变软。

加入紫甘蓝碎和芹菜丁，继续翻炒约 2 分钟，直至蔬菜稍微变软（但仍然是酥脆的），出锅备用。

在同一个平底锅中加入 1 茶匙欧芹油、羊肉末（或黑豆）、蒜末和细香葱碎（或欧芹碎），大火翻炒，直至肉末被炒散并呈褐色。

加入纯净水和海盐，转小火，盖上锅盖煮 10 分钟或煮至水变干。

把结球生菜叶铺在盘子里，放上羊肉末（或黑豆），上面铺上一层紫甘蓝碎和芹菜丁。有需要的话，可以淋上 1 茶匙枫糖酱。

（食谱来自德布·怀斯曼）

如何煮干豆

挑除豆子中的杂质，洗净，放入大号平底锅中，加水（水位在豆子上方约 7 厘米处），浸泡 8 小时或一整夜。如果天气炎热，请把它们放入冰箱里，防止发酵。浸泡完成后，倒掉水，将豆子冲洗干净，放回平底锅，加水没过豆子，大火煮沸后转小火煮 30 ~ 40 分钟，沥干水分并冲洗即可。

锡纸烤鱼配土豆泥

2 人份，准备时间 10 分钟，烹饪时间 25 分钟

fid　**gf**

原料

- 1 份土豆泥（第 148 页）
- 2 片新鲜的鲴鱼片（或其他新鲜的白鱼片）
- 少许欧芹油（第 128 页）
- 少许大蒜粉
- 少许优质海盐
- 1 把新鲜的欧芹（去除茎，保留菜叶，洗净切碎）
- 1 汤匙纯净水或蔬菜汤（第 151 页）
- 2 根小葱（切圈）
- 2 把豆角（择去两端，切成小段）
- 1/2 杯紫甘蓝碎
- 1 头大蒜（可选）

做法

　　烤箱预热至 200 ℃。如果家里没有土豆泥，请现做。

　　取 2 张锡纸，每张约 25 厘米 ×15 厘米（具体尺寸取决于鱼片的大小，以能包裹住鱼片为准），每张锡纸上放一张相同尺寸的烘焙纸。

　　把鲴鱼片放在烘焙纸上，淋上欧芹油，撒上大蒜粉、海盐和欧芹碎。折叠烘焙纸和锡纸，裹住鲴鱼片（预留一道开口）。注意，将边缘向内多折叠几次，确保烤鱼时锡纸包是密封的，将纯净水或蔬菜汤通过预留的开口倒入，折叠剩余的边缘，把这道开口也封住，使整个锡纸包完全密封。

　　将锡纸包放在烤盘上，放入烤箱中烤约 10 分钟或烤至锡纸包膨胀（具体时间取决于鱼片的厚度），不要烤过头。

　　取出烤盘，从中间打开锡纸包，让蒸汽排出，否则鱼肉在锡纸包里会被继续加热（小心不要被蒸汽烫伤）。

　　与此同时，大火加热小号煎锅，放入小葱、豆角和紫甘蓝碎，翻炒 5 分钟左右，加入海盐调味。

　　有需要的话，可以将大蒜横切成两半，淋少许欧芹油，放在烤盘上烤 15 ~ 20 分钟，然后放在烤好的鱼片上。

　　将鱼片与蔬菜和土豆泥搭配食用。

鸡肉大白菜米线沙拉

2 人份，准备时间 15 分钟，烹饪时间 15 分钟

fid gf veg

原料

- 少许枫糖酱（第 129 页）
- 4 大块去皮鸡里脊肉（或 1 包原味豆腐）
- 少许大蒜粉
- 少许优质海盐
- 2 汤匙鹰嘴豆粉（或米粉，可选）
- 1 汤匙欧芹油（第 128 页）
- 4 根小葱（洗净，切圈）
- 半颗大白菜（洗净、切碎）
- 1 根芹菜杆（洗净，切成薄片）
- 200 克干米线
- 1/2 杯生腰果（可选）
- 适量纯净水

做法

如果没有枫糖酱，请现做，并将其储存在密封罐中。

鸡里脊肉（或原味豆腐）切丁，连同大蒜粉、海盐和鹰嘴豆粉（或米粉）一起放入密封塑料袋中，摇晃塑料袋，直至鸡里脊肉（或原味豆腐）被均匀地裹上一层粉（你也可以把它们放入碗中混合均匀）。

中火加热大号煎锅，加入欧芹油，放入鸡里脊肉（或原味豆腐）煎至两面金黄并熟透。出锅，用厨房纸巾吸去鸡里脊肉（或原味豆腐）表面多余的油。

将小葱、大白菜和芹菜杆放入沙拉碗中。锅中加水煮沸，加入米线，煮熟。然后将米线捞到沙拉碗中，加入煎好的鸡里脊肉（或原味豆腐）和生腰果，搅拌均匀。

淋上枫糖酱（每人约 1 汤匙，可根据个人口味调整用量），轻轻搅拌均匀。

注意

大白菜中含有中等含量的水杨酸盐，因此，如果你正在实行食物不耐受诊断方案，请在前 3 周用紫甘蓝代替大白菜。

如果你正在实行食物不耐受诊断方案或对腰果过敏，请避免食用腰果。

如果你对麸质不耐受，请选择不含麸质的米线。

如果你对麸质不敏感，你也可以用斯佩尔特意大利面代替米线。

这道可口的亚洲风味的沙拉里有大白菜，它富含能抗癌和促进肝脏排毒的异硫氰酸盐。如果你是蛋奶素食者或纯素食者，可以用原味豆腐或 1 杯海军豆代替鸡里脊肉。

脆皮鸡肉意大利面

1 人份，准备时间 20 分钟，烹饪时间 15 分钟

原料

- 1 杯无麸质意大利面（如果你对麸质不敏感，可以用绿豆意大利面或斯佩尔特意大利面代替）
- 2 块鸡里脊肉（或 1 块鸡腿肉）
- 2 汤匙鹰嘴豆粉（或糙米粉）
- 1 茶匙干欧芹碎或细香葱碎
- 少许优质海盐
- 1 把豆角（择去两端，切成小段）
- 1/4 杯紫甘蓝丝
- 适量欧芹油（第 128 页）
- 1 ~ 2 茶匙大米麦芽糖浆（糙米糖浆）或纯枫糖浆（可选）
- 适量纯净水
- 适量开水

做法

锅中加水煮沸，放入意大利面，按照包装上的说明将面煮熟，沥干水分备用。

将鸡里脊肉（或鸡腿肉）切成适口大小，去除筋和鸡油。

将鹰嘴豆粉（或糙米粉）、欧芹碎（或细香葱碎）、海盐和鸡里脊肉（或鸡腿肉）一起放入密封塑料袋中，摇晃塑料袋，直至鸡里脊肉（或鸡腿肉）被均匀地裹上一层粉（你也可以把它们放入碗中混合均匀）。

中火加热大号煎锅，加入少许欧芹油，放入鸡里脊肉（或鸡腿肉），煎至外皮酥脆，继续煎至熟透（需 7 ~ 10 分钟，具体时间视鸡块的大小而定），出锅，用厨房纸巾吸去表面多余的油。

将煎锅擦干净，中火加热，加入 1 茶匙欧芹油，放入豆角和紫甘蓝，翻炒片刻后加入 1 茶匙大米麦芽糖浆（糙米糖浆）或纯枫糖浆（也可以不加），炒熟。如果意大利面凉了，可以在表面淋一些开水，再沥干水分，将炒好的蔬菜盛在意大利面上，再放上鸡里脊肉（或鸡腿肉）。

这是一道制作简单的快手菜，它富含蛋白质和膳食纤维。鹰嘴豆粉富含蛋白质和叶酸，能让鸡肉外皮金黄酥脆。可以根据食用者的食量和年龄调整分量。

甜点

下面是一些在实行食物不耐受诊断方案时可以享用的低水杨酸盐含量的甜点。要想治愈湿疹，即使是低水杨酸盐含量的甜点也不能食用太多，虽然这些甜点使用的是天然糖浆且使用量少，但任何种类的甜味剂都属于糖。

酥皮烤梨

fid　gf　veg

7 ~ 8 人份，准备时间 20 分钟，烹饪时间 20 ~ 30 分钟

原料

- 10 个成熟的梨（鸭梨和沙梨除外，去皮、去核，切薄片）
- 1/4 杯纯净水或电解质梨汁（第 122 页）
- 2 杯燕麦片（尽可能使用无麸质燕麦片）
- 1 杯藜麦片
- 1/4 杯亚麻籽（可选）
- 1/4 杯纯枫糖浆或 1/2 杯大米麦芽糖浆（糙米糖浆）适量欧芹油（第 128 页）

做法

将烤箱预热至 180 ℃，在一个大号烤盘（如直径 22 厘米的圆形烤盘）上铺一张烘焙纸，或在烤盘四周刷一层欧芹油。

将梨片放在烤盘上，表面洒上纯净水或电解质梨汁。

大碗中放入燕麦片、藜麦片、纯枫糖浆或大米麦芽糖浆（糙米糖浆）、3/2 汤匙欧芹油（如果你已经在实行食物不耐受诊断方案时测试过自己对亚麻籽的敏感度，且结果显示不敏感，那么也可以加上亚麻籽），搅拌均匀，直至混合物之间互相粘连。如果混合物太干，可再加一点儿纯枫糖浆或大米麦芽糖浆（糙米糖浆）。

把燕麦片混合物均匀地铺在梨片上，放入烤箱中烤 20 ~ 30 分钟或烤至梨子变软，顶部呈淡淡的金黄色。

注意

如果没有新鲜的梨，也可以用 2 罐 400 克的梨罐头代替，不过需要沥干蔗糖糖浆（不要用浸泡在玉米糖浆或果汁中的梨罐头，因为它们富含水杨酸盐）。

这款可口的低水杨酸盐含量的甜点制作简单，富含膳食纤维，且含糖量仅为普通酥皮水果甜点含糖量的一半。你如果对麸质敏感，可以使用无麸质燕麦片。

梨子冰沙

2人份，准备时间5分钟，烹饪时间5分钟（不含冷冻时间）

不起眼的梨其实是一种非常健康的水果，它富含2种有益于肠道健康的膳食纤维，还含有抗炎营养物质——槲皮素和维生素C。梨子冰沙中还加入了钙粉，有助于补钙。

原料

- 4~5个成熟的梨（鸭梨和沙梨除外，去皮、去核，切成小块；或1罐400克的梨罐头）
- 3克细钙粉
- 适量纯净水
- 适量纯枫糖浆（用量根据口味添加，可选）

做法

在中等大小的平底锅中加适量纯净水，放入梨块，煮至梨块变软（大约需要5分钟）。

过滤梨块，滤出的汁水冷藏备用（可用于制作冷饮或香草梨子茶，见第121页）。

梨块冷却后放入可冷冻的塑料袋或容器中，尽量将梨块平铺开，以便之后打碎。

放入冰箱冷冻至少3小时或直至完全冻住。

将冷冻的梨块放入食物料理机中，加少许梨汁（以便搅打），中速搅打至冰沙光滑。根据需要可加入适量纯枫糖浆（如果使用的是梨罐头，则不需要添加）。做好的冰沙稠度应该类似于冰激凌。

立即食用，没吃完的可以倒入冰格或冰棍模具，冷冻保存。

注意

可以在煮梨时加入5根左右的藏红花，用于上色和调味。

要想制作冰棍，将冰沙倒入冰棍模具后放入冰箱冷冻即可。

澳新军团饼干

20 块，准备时间 15 分钟，烹饪时间 20 分钟

（fid）（veg）

这是一款适合湿疹患者食用的改良版的澳新军团饼干，与传统的澳新军团饼干相比，它含有更少的糖，而且不含黄油等乳制品。如果你对小麦过敏或对麸质不耐受，请不要尝试。当然，你也可以用不含麸质的面粉制作。

原料

- 3/2 杯全谷物燕麦片
- 1 杯斯佩尔特小麦粉
- 2/3 杯枫糖
- 1/2 杯欧芹油（第 128 页）或米糠油
- 1 汤匙纯枫糖浆
- 1 茶匙小苏打粉
- 1 ~ 2 汤匙纯净水（可选）

做法

烤箱预热至 150 ℃。在两个烤盘上都铺上烘焙纸。

将全谷物燕麦片、斯佩尔特小麦粉和枫糖倒入搅拌碗中，混合均匀。

大火加热小号平底锅，加入欧芹油或米糠油、纯枫糖浆，边加热边搅拌，直至糖浆开始冒泡（控制火候，以防烧糊）。

立即加入小苏打粉，用勺子搅拌直至起泡。

立刻离火，将糖浆混合物倒在燕麦片混合物上，搅拌均匀。

揉成面团，注意面团应该是稍湿润的状态，很容易捏出造型。如果混合物太干，无法揉成团，则加入 1 ~ 2 汤匙纯净水后再揉成面团。

把面团分成约 20 等份，分别揉成直径 2 厘米左右的小球，将小球放在烤盘上并用手指稍微压扁（面团在烘焙时会膨胀，小球与小球之间要留一定的间隙）。

放入烤箱中烤 15 分钟或直至饼干表面金黄。

注意

如果你无法购买到枫糖，请使用有机白糖。注意，粗糖中含有水杨酸盐。

第十三章
湿疹排毒方案适用食谱

　　本章中的食谱是为那些实行湿疹排毒方案的人精心设计的，食谱中包含的食物有助于人体排出毒素，由内而外地治愈皮肤。本章中的一些食物含有中等水平的天然化学物质，含有中等水平的水杨酸盐的食物标有"s"，含有中等水平的胺的食物标有"a"。如果某种食物含有高水平的水杨酸盐或胺，那么会标有"ss"或"aa"。同时含有水杨酸盐和胺的食物标有"sa"。

　　如果你正在实行食物不耐受诊断方案，希望随着时间的推移能提高你的身体对化学物质的耐受能力，通过了水杨酸盐不耐受测试和胺不耐受测试（第八章）后，你就可以采用本章中的食谱了。如果你的孩子患有湿疹，那么最好从食物不耐受诊断方案适用食谱（第十二章）开始，并根据孩子的年龄、症状和饮食习惯调整食谱。一旦孩子的湿疹有所好转，就可以使用本章中的排毒食谱了。

更多食谱

　　如果你正在实行湿疹排毒方案，还可以尝试本书中的其他任何食谱，包括前一章中标有"fid"的食谱。

饮品

下面的排毒饮品可以由内而外地滋润你的皮肤，促进肝脏排毒。

腰果奶

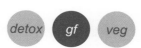

4 杯，准备时间 5 分钟（不含浸泡腰果的时间）

原料

- 1 杯生腰果（非烤腰果或盐渍腰果）
- 3 杯纯净水
- 5 克细钙粉

做法

将生腰果放入密封容器中，加入水使其能够淹没腰果，盖上盖子，避免阳光直射，浸泡至少 4 小时或一整夜。

沥干水分并冲洗干净（必须冲洗干净以去除任何残留）。

将生腰果、纯净水、细钙粉一起放入食物料理机（必要时分批搅打）中，高速搅打至混合物顺滑。

倒入密封罐中，盖上盖子冷藏保存。

注意

如果使用的是大功率的食物料理机，则可以分批搅打。如果食物料理机的功率不够大，可能搅打完成后还需要过滤（最好使用可以制作冰沙的大功率食物料理机）。

在湿疹排毒方案实行期间最好避免添加甜味剂——努力试着戒掉甜味剂——有需要的话，可以添加一些大米麦芽糖浆。

过敏测试的结果可能不准确。如果你的过敏测试结果显示你对腰果过敏，请不要饮用这款腰果奶。如果你不确定自己是否对腰果敏感，可在实行食物不耐受诊断方案时进行测试。

健康肌肤奶昔

1 人份，准备时间 5 分钟（不含冷冻时间）

　　这款饮品旨在滋润你的皮肤并促进肝脏排毒。将去皮的香蕉预先冷冻，可以做成冰沙。添加纯豌豆蛋白粉或大米蛋白粉（或二者的组合）有助于促进头发、皮肤和指甲健康。你可以在香蕉和木瓜 / 巴婆果中选择其一，也可以二者都使用。

原料

- 半根新鲜的或冷冻的成熟的香蕉（a，去皮、切块）
- 1 片新鲜的或冷冻的去皮木瓜或巴婆果（a）
- 3/2 杯植物奶
- 1/2 茶匙亚麻籽油（sa）
- 2 汤匙原味豌豆蛋白粉或大米蛋白粉（可选）

做法

　　将所有原料放入大功率食物料理机中，高速搅打至混合物顺滑。

注意

　　如果需要预先冷冻香蕉，请先去皮，切成适口大小，装入可冷冻的塑料袋或密封容器中，放入冰箱冷冻，并在 3 ～ 4 天内用完。

　　可以加入 1 根欧芹（切碎）。

　　腰果奶（第 163 页）、无麸质有机豆浆、米浆或燕麦奶都是不错的植物奶。

　　如果你对谷氨酸盐敏感，请勿添加任何类型的蛋白粉。

健康肌肤果蔬汁

2 人份，准备时间 5 分钟

detox　gf　veg　s

原料

从以下选项中选择。

- 4 根芹菜杆
- 2 个成熟的梨（鸭梨和沙梨除外，去皮、去核）
- 2 根胡萝卜（s，去除顶部）
- 1/4 根小甜菜根（s）
- 1 杯结球生菜
- 1/2 杯紫甘蓝
- 1 把新鲜的欧芹
- 1/2 杯新鲜的绿豆芽
- 少许纯净水

做法

将挑选的蔬菜和（或）水果洗净。

放入榨汁机，榨汁，最后加入少许纯净水。

注意

使用慢速榨汁机榨汁可以保留水果和蔬菜中更多的酶。

如果你对梨过敏，请用 1 个蛇果或金冠苹果（这两种苹果含有中等水平的水杨酸盐，其他种类的苹果都含有高水平的水杨酸盐，因此在湿疹食疗排毒实行期间不能食用）代替。

饮用鲜榨果蔬汁是皮肤治疗过程中的重要组成部分。欧芹在为身体排毒的同时还能清新口气。你可以根据自己的口味任意组合上面的蔬菜和（或）水果，也可以调整用量。

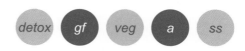

清新排毒奶昔

1 人份，准备时间 5 分钟（不含冷冻时间）

这款富含叶绿素的冰沙可以促进肝脏排毒。小球藻多为淡水藻，可以螯合人体内的重金属，让你的眼睛闪闪发光！它含有水杨酸盐，因此不适合对水杨酸盐敏感的人和正在实行食物不耐受诊断方案的人饮用。

原料

- 3/2 杯健康肌肤果蔬汁（第 165 页）或有机豆浆（或米浆）
- 1 茶匙纯小球藻粉（ss，请仔细检查配料表）
- 1 小根新鲜的或冷冻的香蕉（a，去皮、切块）

做法

所有原料放入大功率食物料理机，搅打至混合物顺滑。

注意

如果你觉得小球藻粉的味道太重，可以用纯大麦草粉代替，不要使用小麦草粉、螺旋藻粉或其他类型的绿色排毒粉，因为它们富含水杨酸盐，而水杨酸盐可能会使你的湿疹加重。

市售的小球藻粉和大麦草粉中通常含有"天然"调味剂、水果提取物和其他添加剂，而这些添加剂会使你的湿疹加重，因此选购时请检查包装袋上的配料表，确保自己购买的是不含其他任何成分的纯小球藻粉或大麦草粉。请注意，纯大麦草粉可能含有少量麸质。

如果你对小球藻敏感，请尝试豆芽冰沙（第 167 页）。

豆芽冰沙

1 人份，准备时间 5 分钟（不含冷冻时间）

原料

- 3/2 杯纯净水
- 1/4 杯绿豆芽（洗净）
- 2 汤匙新鲜的欧芹（洗净后切碎）
- 1/2 茶匙亚麻籽油（sa）
- 1 根香蕉（a，去皮、切块并预先冷冻）
- 细钙粉（可选）

做法

将所有原料放入大功率食物料理机中，搅打至混合物顺滑。

其他做法

可以用米浆代替纯净水，也可以加入 1/4 杯生腰果和 1 汤匙角豆粉。

酱

腰果酱

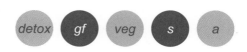

1 杯，准备时间 5 分钟（不含浸泡腰果的时间）

腰果富含锌、锰和铜，有助于人体胶原蛋白的合成，提升皮肤的修复能力。请浸泡过夜以激活腰果，使其营养更容易被人体吸收。

原料

- 1 杯生腰果
- 1/2 茶匙（用量可根据口味调整）优质海盐
- 3/2 汤匙欧芹油（第 128 页）或米糠油
- 1 茶匙亚麻籽油（sa）
- 3 汤匙纯净水
- 3 克细钙粉（可选）

做法

将生腰果放入密封的容器中，加入水使其能够淹没腰果，盖上盖子，避免阳光直射，浸泡至少 4 小时或一整夜。

沥干水分并冲洗干净以去除任何残留。

将所有原料放入大功率食物料理机中，搅打至混合物顺滑，需要的话可以再添加少量纯净水。

倒入一个密封罐中，盖上盖子冷藏保存，可保存 1 周。

注意

这款腰果酱可用于为汤、炖菜和炒菜增添风味，也可用于搭配三明治、饼干或华夫饼食用。

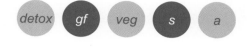

欧芹青酱

2 小罐，准备时间 10 分钟

　　这款富含蛋白质的酱非常适用于特殊场合。亚麻籽油、腰果和米糠油中的必需脂肪酸使这款酱具有强大的皮肤保湿功效。你可以将它涂抹在饼干上或用它搭配三明治食用，也可以把它加到意大利面中，快速做出一道欧芹青酱意面。注意，欧芹含有少量水杨酸，不宜大量摄入，所以请适量食用这款酱（如果你能做到的话）。

原料

- 1 小把新鲜的欧芹
- 1/3 杯欧芹油（第 128 页）或米糠油
- 2 茶匙亚麻籽油 (sa)
- 3/2 杯生腰果（最好浸泡 4 小时以上）
- 2 ~ 3 汤匙纯净水
- 1 茶匙（用量可根据口味调整）新鲜的蒜末
- 1/2 茶匙（用量可根据口味调整）优质海盐

做法

　　把欧芹的茎去掉一半，将叶子放在一个碗中清洗干净，抖掉多余的水分。

　　将所有原料放入食物料理机中，搅打均匀。注意，不要使用大功率食物料理机，因为那会使做出来的酱看起来更像牛油果泥而非青酱！

早餐

以下这些针对湿疹人群的早餐含有特别挑选的皮肤修复成分，营养丰富且不含高水平的水杨酸盐和其他化学物质。

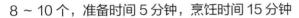

香蕉荞麦松饼

8 ~ 10 个，准备时间 5 分钟，烹饪时间 15 分钟

香蕉富含钾、镁和能降低组胺水平的营养物质，如维生素 C。荞麦是一种类似于谷物的种子，它富含具有抗炎作用的槲皮素和锰，有助于皮肤健康。如果你对腰果敏感的话，可以不加生腰果。

原料

- 1/2 杯荞麦粉
- 1 杯米粉（或糙米粉）
- 2 茶匙泡打粉（无麸质）
- 3/4 杯生腰果（最好预先浸泡 4 小时以上）
- 3/2 ~ 2 杯米浆（或无麸质燕麦奶、无麸质有机豆浆）
- 2 根小或中等大小的香蕉（去皮，1 根切块，1 根切片）
- 1 汤匙纯枫糖浆
- 少许米糠油

做法

将荞麦粉、米粉（或糙米粉）和泡打粉加入食物料理机中，混合均匀。

加入浸泡过的生腰果、米浆（或无麸质燕麦奶、无麸质有机豆浆）、香蕉块和纯枫糖浆，搅打至混合物顺滑。

取一口小号煎锅，锅中刷一层米糠油，中高火加热至七成热后倒入 1/4 杯面糊，转动煎锅，使面糊均匀地铺在锅中。

在面糊还没有完全凝固、仍然可以流动时，放上香蕉片。

当面糊开始起泡或下表面变成褐色时翻面，两面都煎熟后出锅。

重复上述步骤直至煎完所有松饼。

可以根据自己的喜好搭配 1 个去皮的大梨、新鲜的木瓜、香蕉、木瓜冰激凌（第 191 页）、香蕉冰激凌（第 192 页）、腰果酱（第 168 页）或粉梨果酱（第 130 页）食用。

红薯堆堆塔

1 人份，准备时间 10 分钟，烹饪时间 30 分钟

红薯富含维生素 C、B 族维生素、锰和 β - 胡萝卜素，在烹饪过程中加入少许油有助于人体吸收这些成分。小葱的水杨酸盐含量低，并能够预防炎症。

原料

- 1 个小或中等大小的红薯（s，去皮，纵切成两半）
- 适量欧芹油（第 128 页）
- 适量优质海盐（用量可根据口味调整）
- 1/2 杯豆腐（或黑豆、海军豆、有机鸡肉）
- 干的细香葱碎（根据口味添加）
- 1/4 杯小葱（切碎）
- 1 ~ 2 汤匙鹰嘴豆粉（可选）
- 1/4 杯新鲜的绿豆芽（可选）

做法

将烤箱预热至 200 ℃，并在浅烤盘上铺一张烘焙纸。

把红薯放在烤盘上，刷少许欧芹油，撒上海盐，烤 30 ~ 40 分钟或烤至红薯变软。取出红薯，用厨房纸巾吸去多余的油。

同时，将豆腐（或有机鸡肉，选用豆子的话不用切）切成适口大小，撒上海盐和干的细香葱碎（如果使用有机鸡肉，再撒一点儿鹰嘴豆粉）。

中火加热小号煎锅，加入少许欧芹油，将豆腐（或有机鸡肉或豆子）煎至两面金黄。出锅，用厨房纸巾吸去表面多余的油汁。

把红薯和豆腐（或有机鸡肉或豆子）摆盘，撒上小葱和新鲜的绿豆芽。

注意

如果选用鸡肉，要把鸡肉煎透。如果不想使用油，将调味后的豆腐、豆子或有机鸡肉蒸熟即可。

香蕉甜菜冰沙

detox gf veg s a

1 人份，准备时间 5 分钟（不含冷冻时间）

原料

- 1 根香蕉（a；去皮、切块，预先冷冻）和少许新鲜的香蕉片 (a)
- 1/4 杯生腰果（浸泡 4 小时以上）和少许生腰果碎
- 1/2 杯腰果奶（第 163 页）或米浆
- 1 汤匙新鲜的甜菜根碎（s，切碎前去皮）
- 1/2 茶匙亚麻籽油（sa，可选）
- 2 片木瓜片或巴婆果片（a，可预先冷冻，可选）
- 1 茶匙奇亚籽（sa）

做法

将除木瓜片或巴婆果片、奇亚籽、生腰果碎、新鲜的香蕉片之外的所有原料放入大功率食物料理机，高速搅打至混合物顺滑。

倒入碗中，放上香蕉片、木瓜片或巴婆果片，撒上生腰果碎和奇亚籽。

这款排毒早餐含有甜菜根、富含蛋白质的腰果和富含 omega-3 脂肪酸的奇亚籽。如果你对奇亚籽敏感，可以用亚麻籽代替。

生食什锦燕麦片

detox gf veg s a

5～6人份，准备时间7分钟

即食燕麦片通常含有会引发皮肤瘙痒的成分，如坚果和蜂蜜，但这款食物的天然化学物质含量很低，而且还可以使用无麸质燕麦片做成无麸质版。藜麦片是锰、铜、锌和镁的优质来源。

原料

- 5/2 杯全谷物燕麦片（尽可能选用无麸质燕麦片）
- 3/2 杯藜麦片或原味膨化糙米
- 1/4 杯亚麻籽
- 1/2 杯生腰果（切成两半，可选）
- 适量植物奶
- 少许对湿疹人群友好的甜味剂（可选）

做法

将所有原料放入一个大碗中，搅拌均匀。

加入适量热的植物奶，有需要的话可以添加少许对湿疹人群友好的甜味剂。

注意

有些人不知道自己是否对生腰果敏感，所以在食用生腰果之前请先进行测试。

高蛋白冰沙

1 人份，准备时间 5 分钟（不含冷冻时间）

原料

- 1 根中等大小的香蕉（a；去皮、切块，预先冷冻）和少许新鲜的香蕉片 (a)
- 1 ~ 2 汤匙豌豆蛋白粉或大米蛋白粉（纯蛋白粉，不含调味剂）
- 1/2 杯腰果奶（第 163 页）或米浆、燕麦奶
- 1 茶匙角豆粉
- 1/2 茶匙亚麻籽油 (sa)
- 2 片木瓜片 / 巴婆果片（a，可预先冷冻，可选）
- 纯枫糖浆（可选）
- 1 茶匙生腰果碎
- 少许奇亚籽或亚麻籽 (sa)

做法

将除新鲜的香蕉片、腰果碎、奇亚籽（或亚麻籽）之外的所有原料放入大功率食物料理机，高速搅打至混合物顺滑。

倒入碗中，放上香蕉片，撒上生腰果碎和奇亚籽（或亚麻籽）。

注意

如果你对谷氨酸盐敏感，那么就不能食用蛋白粉，因为它们含有谷氨酸钠（一种谷氨酸盐）。你可以在实行食物不耐受诊断方案时测试自己对蛋白粉是否耐受。

这款巧克力色的冰沙口感极佳，可为人体提供有助于皮肤修复的氨基酸、维生素和矿物质；纯豌豆蛋白粉或大米蛋白粉（或二者的组合）有助于促进头发、皮肤和指甲的健康。这款冰沙是蛋奶素食者和纯素食者增加蛋白质摄入量的理想选择。

午餐和晚餐

当皮肤出现问题时，食用富含膳食纤维、抗氧化剂、维生素和矿物质的食物是十分必要的，这些营养物质有助于促进肝脏和消化系统的健康。以下食谱能够为人体提供支持肝脏排毒和消化系统运作的营养物质。

第 142 ~ 158 页还列出了 16 个额外的食物不耐受诊断方案适用的午餐和晚餐食谱，它们也同样适用于实行湿疹排毒方案的患者。

你也可以选用第 97 ~ 99 页的"湿疹排毒方案购物清单"里列出的食材制作食物，也放心使用下面列出的这些化学物质含量低的调味料或辅料来烹制豆腐、豆子、瘦羊肉、瘦牛肉、去皮鸡肉或新鲜的鱼。

大蒜

大蒜粉

细香葱（新鲜的和干的均可）

欧芹（新鲜的和干的均可）

优质海盐（不含添加剂）

凯尔特海盐

喜马拉雅盐

加碘海盐（非普通食盐）

鹰嘴豆粉

米粉（糙米粉）

斯佩尔特小麦粉

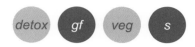

南瓜荷兰豆

1～2人份，准备时间10分钟，烹饪时间7分钟

这是一道富含抗氧化剂的菜肴，可以作为很棒的无谷物早餐或午餐。需要的话，还可以在上面撒上焦糖葱酱（第124页）。

原料

- 1 杯南瓜（s，去皮、切片）
- 1 杯荷兰豆（s，去筋）
- 1/2 杯紫甘蓝丝
- 1/2 杯原味豆腐（或有机鸡肉、熟黑豆／海军豆）
- 少许优质海盐（根据口味添加）
- 少许大蒜粉（根据口味添加）
- 少许欧芹油（第128页，可选）
- 少许干的或新鲜的细香葱碎
- 适量开水

做法

烹饪蔬菜。蒸南瓜的方法：平底锅中加入3厘米高的开水，将蒸笼放入锅中，将南瓜片放入蒸笼，盖上锅盖，开火蒸5分钟。加入荷兰豆和紫甘蓝丝，再蒸2分钟，关火时蔬菜应该处于还有一点点脆的状态，因为离火后，它们内部还会继续被加热一段时间。烤南瓜的方法：烤箱预热至180℃，在烤盘上铺一张烘焙纸；在南瓜片表面刷一层欧芹油，放在烤盘上，放入烤箱中烤25分钟或直至南瓜变软。

同时，将豆腐（或有机鸡肉）切成适口大小，表面撒少许海盐和大蒜粉。可以把豆腐（或有机鸡肉、豆子）蒸熟（不要与蔬菜一起蒸）或煎熟——中火加热小号煎锅，加少许欧芹油，放入豆腐（或有机鸡肉、豆子），煎至两面金黄（每面最多煎约2分钟，如果使用的是有机鸡肉，请确保它熟透）。出锅，用厨房纸巾吸去表面的油。

在豆腐（或有机鸡肉、豆子）上铺一层蔬菜，撒上细香葱碎，并用海盐调味。

美味抗氧化沙拉

detox gf veg s

2 小份，准备时间 15 分钟

这道富含抗氧化剂的沙拉可以用来搭配各种类型的蛋白质食物，如鱼、瘦羊肉、小扁豆卷（第 178 页）或脆皮鸡肉意大利面（第 158 页）食用。

原料

- 2 根胡萝卜（s）
- 1 根中等大小的甜菜根（s）
- 1 杯紫甘蓝丝
- 2 汤匙枫糖酱（第 129 页）
- 2 汤匙腰果酱（第 168 页）

做法

将胡萝卜和甜菜根洗净、去皮、切碎。

将枫糖酱与腰果酱混合，制成奶油状的"美乃滋"酱。

将胡萝卜丁、甜菜根碎、紫甘蓝丝放入一个大碗里，加入"美乃滋"酱，混合均匀。

注意

如果你正在实行食物不耐受诊断方案，请使用大葱、芹菜、欧芹、紫甘蓝和枫糖酱制作这道蔬菜沙拉。

无麸质鹰嘴豆派

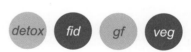

detox fid gf veg

1 个大派，准备时间 20 分钟，烹饪时间 30 分钟

原料

- 适量鹰嘴豆粉
- 1 茶匙优质海盐
- 1/4 杯米糠油（或糙米油）
- 适量纯净水 ·
- 少许米浆（可选）

- 少许新鲜的芳香植物（如薄荷、罗勒、细香葱、欧芹、香菜、迷迭香等，切碎）

馅料

- 小扁豆馅（做法参见第 179 页）
- 三文鱼馅 (ss，做法参见第 186 页)
- 大葱白土豆羊肉末或瘦羊肉块

- 土豆泥（第 148 页）

做法

烤箱预热至 180 ℃。

将 1½ 杯鹰嘴豆粉和海盐放入食物料理机中，混合均匀。加入米糠油（或糙米油），搅拌至混合物呈絮状。

在一块大面板上撒上少量鹰嘴豆粉，取出面团，揉面——每次缓慢加入 1 汤匙纯净水，直至面团变黏稠。将面团一分为二，分别擀成约 3 毫米厚的圆形派皮（如果你想做小扁豆卷，可以将整个面团擀成长方形）。

将一张圆形派皮放入派盘（不要拉伸），并用叉子在底部和侧面扎几个孔。

鹰嘴豆粉经常被用于制作印度美食，你可以用它做出味道鲜美的金色糕点。鹰嘴豆富含有益于保持皮肤健康的蛋白质、钼、铁、锌和锰。你可以用鹰嘴豆派皮制作一系列食物，包括三文鱼派（第 186 页）和小扁豆卷（第 178 页）。

在加入馅料之前先烘烤派皮（这一步也被称为盲烤）。（小贴士：用一张锡纸条包住派皮的边缘，以防烤焦，然后放入预热好的烤箱中烤 10 ～ 15 分钟或烤至派皮底部熟透，注意不要把边缘烤焦。）取出派皮，让烤箱继续空烤。

准备好你想用的馅料，放入烤好的派皮中，可以在馅料上再加上一层土豆泥，将另一张派皮切成条状，放在馅料上纵横交叉排列成格子状，最后在表面刷上米浆。

将派放入烤箱再烤约 20 分钟或烤至顶部和侧面酥脆、呈金黄色，以及馅料熟透。

最后撒少许新鲜的芳香植物装饰。

注意

如果派表面格子状的派皮条完全覆盖在了馅料上，那么需要用叉子扎一些孔再放入烤箱中烤，这样有助于派内部的蒸汽排出。

如果你打算做小扁豆卷（第 178 页），请不要预先烤派皮。

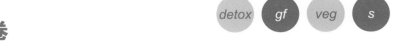

小扁豆卷

1 个大派或 12 个小卷，准备时间 20 分钟，烹饪时间 25 分钟（不含制作无麸质鹰嘴豆派皮的时间）

原料

- 1 份无麸质鹰嘴豆派皮（做法参见第178 页）
- 1 根小或中等大小的韭葱
- 3 茶匙欧芹油（第 128 页）或纯净水
- 1 瓣大蒜（切末）
- 1 根中等大小的胡萝卜（s，去皮、切丁）或 1/2 杯芹菜丁（只使用芹菜杆）
- 1 罐 400 克的小扁豆罐头（洗净、沥干水分）
- 1/2 茶匙大蒜粉
- 1/2 茶匙（用量可根据口味调整）优质海盐
- 2 汤匙干的或新鲜的细香葱碎
- 少许奇亚籽（可选）

做法

　　和无麸质鹰嘴豆派的制作方法不同的是，小扁豆卷的派皮和馅料是一起烤的，而不是先烤派皮。将派皮擀成 2 个长约 25 厘米、厚 2 ~ 3 毫米（越薄越好）的正方形薄片，擀面团时，你可以将面团放在 2 张保鲜膜之间或在大面板上操作，然后用保鲜膜盖住并放入冰箱冷藏。

　　将烤箱预热至 220 ℃，在烤盘上铺一张烘焙纸。

　　去除韭葱葱叶，保留葱白（包括浅

绿色的部分），纵向切开，将每一层都彻底洗净，切碎。

　　加热煎锅，加入少许欧芹油或纯净水，放入葱白、蒜末和胡萝卜丁（或芹菜丁）翻炒，炒至葱白变软。

　　将葱白混合物放入食物料理机中，加入小扁豆、大蒜粉、海盐和细香葱碎，中速搅打至所有原料充分混合，制成小扁豆馅。尝一下味道，根据需要调整，还可以添加更多调味料。

　　将派皮从冰箱中取出，分别切成两半，做成 4 张长方形派皮。将小扁豆馅纵向铺在派皮上，卷起派皮，根据需要切分成小卷。

　　将小卷放在烤盘上。可以在表面刷一层纯净水，并撒上奇亚籽。

　　放入烤箱中烤 20 ~ 25 分钟或烤至表面金黄，内部熟透。

注意

　　如果你正在实行食物不耐受诊断方案且正处于前 2 周，请不要使用奇亚籽和胡萝卜，可以用芹菜代替胡萝卜。

　　如果你不想用小扁豆罐头，可以换成 2 份鸡蛋替代品（第 187 页）或 2 个鸡蛋（前提是你已经在食物不耐受诊断方案实行期间测试过鸡蛋，且对它们不敏感）。

这道美食深受许多人的喜爱，你可以根据自己的需要调整食谱，只要食材来自第 97 ~ 99 页"湿疹排毒方案购物清单"即可。

烤红薯沙拉

1 份主菜（或 2 份小菜），准备时间 10 分钟，烹饪时间 30 ~ 40 分钟

红薯含有丰富的 β – 胡萝卜素，有助于保护皮肤免受紫外线伤害；此外，红薯还含有维生素 C、锰、铜、维生素 B_5 和维生素 B_6，可修复和保护皮肤。这道沙拉可以搭配高蛋白食物，如豆子、豆腐、去皮鸡肉、新鲜的鱼肉或瘦羊肉。

原料

- 1 个小红薯（s，纵向对半切开）
- 1/2 茶匙欧芹油（第 128 页）或米糠油
- 优质海盐（根据口味添加）
- 适量无芝麻鹰嘴豆泥（第 126 页）或枫糖酱（第 129 页）
- 适量罗马生菜（s）或结球生菜
- 1 把绿豆芽
- 少许生腰果（切成两半，可选）

做法

烤箱预热至 200 ℃。

在红薯表面上刷一层欧芹油（不要让红薯浸在油中），撒上海盐，放在一个浅口烤盘上。

放入烤箱中烤 30 分钟或烤至红薯变软。

烘烤的同时制作无芝麻鹰嘴豆泥和枫糖酱（如果家里没有现成的）。

将生菜洗净后放入一个大碗中，加入适量无芝麻鹰嘴豆泥或枫糖酱，混合均匀，最后和红薯一起摆盘，撒上腰果。

注意

如果你正在实行食物不耐受诊断方案，请用去皮的白土豆代替红薯，用结球生菜代替罗马生菜。

红薯汤

6 人份，准备时间 20 分钟，烹饪时间 50 ~ 60 分钟

　　这款可口的奶油质地的红薯汤是高升糖指数南瓜汤的低升糖指数版本。研究表明，在烹饪红薯时加入约 5 克的食用油可促进人体对 β－胡萝卜素的吸收，提供人体每日所需的全部维生素 A，以及一半每日推荐摄入量的维生素 C 和锰。

原料

- 1 根韭葱
- 3 颗抱子甘蓝
- 1 ~ 2 茶匙欧芹油（第 128 页）或米糠油
- 4 个大红薯（s）
- 2 瓣大蒜
- 3 杯食疗高汤（第 184 页，aa) 或蔬菜汤（第 151 页）或纯净水
- 适量纯净水
- 1/2 杯干的红扁豆
- 适量（用量可根据口味调整）优质海盐
- 腰果酱（第 168 页，可选）

做法

　　去除韭葱葱叶，保留葱白（包括浅绿色的部分），并彻底清洗，确保每一层都洗净，切碎。红薯去皮，切小块。挑除变色的红扁豆，将剩余的都洗净，沥干水分。将抱子甘蓝洗净、切碎。大蒜切末。

　　加热深口平底锅，加入 1 茶匙欧芹油或米糠油，放入葱白和抱子甘蓝翻炒 2 分钟。

　　加入红薯块和蒜末，再加入少许欧芹油，继续翻炒 5 分钟。

　　加入食疗高汤或蔬菜汤或纯净水，盖上锅盖煮至沸腾。

　　放入红扁豆，盖上锅盖煮 25 ~ 30 分钟，如有必要，再加入 1 杯纯净水。加入适量海盐调味（如果用纯净水代替高汤，需要多加一点儿海盐）。

　　离火，静置 5 ~ 10 分钟。将冷却好的混合物倒入食物料理机中，搅打至混合物顺滑（可分批搅打）。如有需要，可再加入 1/2 杯或更多的纯净水。

　　将红薯汤盛出，喜欢的话可以在上面淋一圈腰果酱。

注意

　　如果你不想摄入太多的水杨酸盐，那就用 3 个红薯和 4 个中等大小的白土豆（土豆去皮）。

枫糖酱蒸三文鱼

2 人份，准备时间 15 分钟，烹饪时间 30 分钟

每周吃 1 ~ 2 次鱼有利于皮肤健康，它们可以为人体提供维生素 D、锌、蛋白质和 omega-3 脂肪酸。omega-3 脂肪酸对大脑的发育十分重要，并且可以降低患湿疹和哮喘的风险。小葱和紫甘蓝富含能促进肝脏排毒的强效化合物。

原料

- 1 个中等大小的红薯（s，去皮、纵向对半切开）
- 1 茶匙欧芹油（第 128 页）或米糠油
- 少许优质海盐（根据口味添加）
- 少许大蒜粉（根据口味添加，可选）
- 适量枫糖酱（第 129 页）
- 1 大片新鲜的三文鱼片（aa，对半切开）
- 1 根胡萝卜（s，去皮、切细丝）
- 1 把荷兰豆（s，去筋）
- 1/2 杯紫甘蓝碎
- 1 根小葱（切圈）
- 2 杯纯净水

做法

烤箱预热至 200 ℃，烤盘上铺一张烘焙纸。

在红薯表面刷一层欧芹油或米糠油，撒一些海盐和大蒜粉调味。

将红薯放在烤盘上，放入烤箱中烤 30 分钟或烤至红薯变软而呈金黄色。

同时，如果你家中没有现成的枫糖酱，请现做。

将 1/4 杯枫糖酱抹在新鲜的三文鱼表面，然后将鱼装进密封容器中，放入冰箱腌制 10 分钟。

平底锅中加入 2 杯纯净水，加热，把三文鱼片放到蒸笼上，撒上大蒜粉。盖上锅盖蒸约 5 分钟或蒸至鱼肉熟透（具体时间视鱼片的厚度而定）。如果鱼肉呈白色瓣状，说明蒸过了。

离火，把鱼片盛到盘子里，盖上盖子。

洗净蒸笼，将胡萝卜丝、荷兰豆和紫甘蓝碎放上去蒸 2 分钟。

装盘时，三文鱼片搭配烤红薯和适量蒸蔬菜，有需要的话还可以撒一些海盐、淋 1 茶匙枫糖酱调味，最后撒上小葱。

注意

如果你正在实行食物不耐受诊断方案，请将三文鱼替换成新鲜的小白鱼（非冷冻鱼），如鲷鱼或银色多利鱼。配菜也不要选择红薯、胡萝卜和荷兰豆，用白土豆和豆角代替。

将胡萝卜切成火柴棍粗细的丝。

木瓜越南春卷

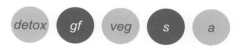

20 个，准备时间 40 分钟

原料

- 300 克原味豆腐或去皮有机鸡肉
- 少许新鲜的蒜末或大蒜粉（根据口味添加）
- 少许优质海盐（根据口味添加）
- 20 张或 250 克圆形越南春卷皮
- 半个成熟的木瓜（a）
- 3 把罗马生菜（s）或结球生菜
- 2 根中等大小的胡萝卜（s）
- 新鲜的绿豆芽
- 适量纯净水

做法

将原味豆腐或去皮有机鸡肉切成薄片；去除木瓜的皮和籽，切成薄片；将罗马生菜或结球生菜洗净，切成细丝；将胡萝卜擦成细丝；将新鲜的绿豆芽洗净。

取一口平底锅，加入适量纯净水，加热，与此同时，用大蒜末或大蒜粉和海盐给原味豆腐或去皮有机鸡肉调味。水沸腾后，将原味豆腐或去皮有机鸡肉放入蒸笼，蒸 5 分钟或蒸熟（如果使用的是去皮有机鸡肉，确保将去皮有机鸡肉蒸透）。离火，稍稍冷却。

取一块干净的厨房抹布，浸湿后拧去多余的水分，平铺在厨房料理台上。

每次取一张越南春卷皮，放进一大碗温水里浸泡 10 ~ 20 秒，请掌握好时间，不要将春卷皮泡得太软。

将春卷皮铺在潮湿的厨房抹布上，整齐地放上豆腐（或去皮有机鸡肉）、木瓜片、生菜丝、胡萝卜丝和绿豆芽，然后按照春卷皮包装上的说明将春卷皮卷起来，卷成圆柱状。

注意

可以加入其他的湿疹友好型馅料，包括欧芹、甜菜根（s）和紫甘蓝。可以蘸着枫糖酱（第 129 页）或欧芹青酱（第 169 页）吃。

简易生菜卷

儿童 2 ～ 4 人份，准备时间 10 分钟，烹饪时间 12 分钟

这道简单的生菜卷即使是最挑剔的孩子也会喜欢。你也可以用有机鸡肉末、豆腐或黑豆代替有机羊肉末。如果你正在实行食物不耐受诊断方案，请用芹菜或结球生菜代替胡萝卜。

原料

- 1/2 杯精白米（泰国香米和印度香米除外）
- 1 茶匙欧芹油（第 128 页）
- 250 克不含防腐剂的有机羊肉末
- 1 汤匙干的欧芹或新鲜的欧芹碎
- 适量优质海盐（根据口味添加）
- 4 ～ 6 片中等大小的结球生菜叶
- 1 根胡萝卜（s）
- 适量枫糖酱（第 129 页，可选）

做法

米饭煮熟后冷却备用。同时将胡萝卜去皮，擦成细丝。

大火加热煎锅，加入欧芹油，放入羊肉末翻炒，要将肉末炒至完全松散且开始呈褐色。

撒入欧芹碎和适量海盐，转小火，继续翻炒至肉全熟，不再呈粉红色。

米饭凉透（热米饭会使生菜叶变蔫）后，将 1 片生菜叶放在盘子上，在上面放上米饭、胡萝卜丝和炒熟的有机羊肉末，卷起来，淋 1 茶匙枫糖酱后即可食用。

食疗高汤

6 ～ 8 杯，准备时间 6 分钟，烹饪时间 5 小时（提前一天制作）

原料

- 2 大块带有少许肉的牛骨或羊骨
- 适量纯净水
- 1 大个鸡架
- 1/2 茶匙维生素 C 或 1 茶匙麦芽醋（a）
- 半根韭葱
- 2 根小葱
- 3 颗抱子甘蓝

- 2 根芹菜杆
- 3 瓣大蒜（切末）
- 1 茶匙优质海盐

做法

烤箱预热至 200 ℃。

将牛骨或羊骨放在烤盘上，然后放入烤箱中烤 30 分钟。

取出牛骨或羊骨，放入一口大号平底锅中，加入 3.5 升纯净水、鸡架和维生素 C（或麦芽醋）。加维生素 C（或麦芽醋）有助于析出牛骨或羊骨中的矿物质。先不要加热，让骨头在水中浸泡一段时间，以便酸类物质有充足的时间发挥作用。

同时，去除韭葱葱叶，保留葱白（包括浅绿色的部分），洗净；去除小葱根部，洗净；将抱子甘蓝和芹菜杆洗净；然后将上述蔬菜分别切碎（切得越碎，进入汤中的营养物质越多）。

加热平底锅，将锅中的水煮沸，加入蔬菜碎、大蒜末和海盐，盖上锅盖，小火炖 4 ～ 6 小时。

炖了 1 小时后，用厨房钳或其他厨具夹住骨头，将骨头分开，以便更多的矿物质渗透进汤里。

炖至肉汤只剩一半时汤汁最有味道，如果水分蒸发得太多，请根据需要添加纯净水。

炖完后，从肉汤中取出骨头（此时的鸡骨头应该非常脆软）。在一个大碗上放置一个滤网架，然后将肉汤通过滤网滤到碗中，尽可能挤出骨头和蔬菜中的汤汁，完成后将骨头和蔬菜丢弃。

这一步非常重要，把高汤放入冰箱冷藏一整夜，以便脂肪在表面凝固。第二天小心地撇去凝固的脂肪层（这种饱和脂肪酸对湿疹不利，所以必须全部去除）。如果你炖的肉汤浓稠且呈果冻状，则意味着它含有大量胶原蛋白（明胶），而胶原蛋白富含甘氨酸等保持皮肤健康所需的营养物质。

注意

这道汤的胺含量较高。

清洗所有蔬菜并尽可能选择有机肉类。

不要使用其他类型的醋代替麦芽醋，因为它们的胺含量更高。

这道汤可冷藏保存 1 周，可以用它烹饪其他菜肴。

可以将剩余的汤储存在干净的玻璃罐或容器中，冷冻保存。

可以将剩余的汤分装在冰格中冷冻，用于制作儿童餐。

三文鱼派

1 个大派，准备时间 30 分钟，烹饪时间 35 分钟

　　三文鱼富含有益于头发和指甲健康的蛋白质，以及能滋润皮肤的 omega-3 脂肪酸，食用它可缓解皮肤炎症。有需要的话，撒一些细香葱装饰一下，并搭配美味抗氧化沙拉（第 177 页）食用。如果你正在实行食物不耐受诊断方案，请用新鲜的白鱼代替三文鱼，并避免使用坚果奶。

原料

- 无麸质鹰嘴豆派皮（做法参见第 178 页）
- 4 个大的白土豆
- 1/2 ~ 3/4 杯腰果奶（第 163 页）或米浆或有机豆浆
- 2 根中等大小的韭葱
- 2 茶匙欧芹油（第 128 页）或米糠油
- 2 瓣新鲜的大蒜
- 1 茶匙大蒜粉
- 1 茶匙优质海盐
- 1 片 250 ~ 300 克的去皮、去骨三文鱼片（aa）
- 1 汤匙细香葱碎
- 1 汤匙欧芹碎
- 1 汤匙小葱碎
- 适量纯净水

做法

　　烤箱预热至 180 ℃。

　　按照第 178 页的步骤制作并烘烤无麸质鹰嘴豆派皮。你可以在等待派皮烤制的时候，提前将另一张派皮切成宽约 2 厘米，厚约 3 毫米的条状，纵横交叉排列成格子状，用于最后覆盖在三文鱼馅料上。

　　将白土豆去皮，切成方块；去除韭葱葱叶，保留葱白（包括浅绿色的部分），并清洗干净，切细丝；大蒜切末。

　　取一口平底锅，加入纯净水，中火加热至水沸腾，加入土豆块，煮至土豆变软。捞出土豆，沥干水分，放入碗中，加入腰果奶，捣成土豆泥。

　　中火加热煎锅，加入欧芹油或米糠油，放入葱白，炒至呈焦糖色，如果需要，可以多加一点儿欧芹油或米糠油。加入蒜末和土豆泥，翻炒 1 分钟，撒入大蒜粉和海盐，拌匀出锅。

　　将三文鱼片切成 1 厘米长的方块，连同细香葱碎、欧芹碎和小葱碎一起加入土豆泥混合物中，搅拌均匀。将搅拌好的三文鱼土豆泥馅料均匀地铺在派皮上，顶部盖上提前做好的格子状派皮条。

　　放入烤箱中烤约 20 分钟或烤至顶部的派皮条金黄酥脆、馅料熟透。

小食和简餐

鸡蛋替代品

detox · gf · veg · s · a

1 份，准备时间 15 分钟

可以使用亚麻籽粉代替鸡蛋。亚麻籽具有抗炎作用，富含 omega-3 脂肪酸，以及有助于舒缓肠道、促进皮肤愈合的黏液。请注意，亚麻籽含有中等水平的水杨酸盐和胺，如果你对这些化学物质高度敏感，请避免食用亚麻籽。1 份鸡蛋替代品可代替 2 个鸡蛋，如果使用的话，请将食谱中其他原料的用量翻倍。

原料

- 1 汤匙全亚麻籽粉 (sa)
- 2 汤匙纯净水

做法

用大功率食物料理机或种子（或咖啡）研磨机将亚麻籽研磨成细粉。

将亚麻籽粉与纯净水放在一个小碗中，搅拌均匀后放入冰箱冷藏 10 分钟，使其变稠。

香蕉吐司

detox · gf · veg · a

1 个，准备时间 20 分钟，烹饪时间 50 分钟

这款香蕉吐司在吃之前再烤一下会格外好吃。你也可以用普通的无麸质面粉制作。请选择成熟的、可以捣碎的香蕉。如果你对鸡蛋敏感，可以不加鸡蛋，因为香蕉也可以起到粘连的作用。

原料

- 2 个有机鸡蛋或 2 份鸡蛋替代品（第 187 页）（可选）
- 1 杯糙米粉
- 1/2 杯藜麦粉
- 少许优质海盐
- 3 茶匙泡打粉（无麸质）
- 3 根非常成熟的、小或中等大小的香蕉（a）
- 1/2 杯纯枫糖浆或大米麦芽糖浆（糙米糖浆）
- 2 汤匙糙米油或米糠油
- 1 茶匙香草精（可选）

做法

如果用鸡蛋替代品代替鸡蛋，请提前制作并放入冰箱使其变稠。

烤箱预热至 170 ℃。

将糙米粉、藜麦粉、海盐和泡打粉过筛到一个大碗中，混合均匀。

香蕉去皮，放入另一个大碗中，用叉子或土豆压泥器将香蕉捣碎，加入纯枫糖浆或大米麦芽糖浆（糙米糖浆）、鸡蛋替代品或鸡蛋、糙米油或米糠油、香草精搅拌均匀。

将香蕉混合物倒入装糙米粉混合物的碗中，使用切拌手法混合均匀，注意不要过度搅拌。

在一个长方形吐司模具（约 24 厘米 × 13 厘米）中铺一张烘焙纸，倒入面糊，放入烤箱中烤 40 ~ 50 分钟或烤至面包成形且呈金黄色。注意，刚从烤箱取出来的时候可能看起来没熟，但随后会稍微变硬。

这款吐司在吃之前还需要再烤一下：切成约 2 厘米厚的吐司片，放在吐司机中烤或在平底锅中煎至两面金黄。可单独食用，也可与粉梨果酱（第 130 页）、腰果酱（第 168 页）、木瓜冰激凌（第 191 页）或香蕉冰激凌（第 192 页）搭配食用。

（食谱来自凯蒂·莱兰）

甜点

以下甜点健康、营养且富含抗氧化剂。

焦糖香蕉

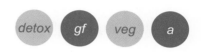

1人份，准备时间2分钟，烹饪时间4分钟

原料

- 1根中等大小的香蕉（a）
- 适量纯枫糖浆或大米麦芽糖浆（糙米糖浆）

做法

把香蕉横切成两半，然后纵向切片。中火加热煎锅，加入适量纯枫糖浆或大米麦芽糖浆（糙米糖浆），晃动煎锅使其均匀地覆盖锅底，放入香蕉片。

转中小火，煎2～3分钟或煎至香蕉片金黄，翻面，再煎1分钟，转小火，煎至香蕉片非常软，离火。可直接食用，也可以搭配燕麦片食用。

（食谱来自查莉·里乌）

香蕉角豆冰棍

5人份，准备5分钟（不含冷冻时间）

原料

- 2～3根成熟的大香蕉（a）
- 2汤匙角豆粉
- 2茶匙纯枫糖浆（可选）
- 1/4杯有机米浆（或有机豆浆）
- 3克细钙粉（可选）

做法

将香蕉去皮后放入一个大碗中，捣碎，加入剩余食材，用木勺搅拌均匀。也可以用食物料理机将它们搅打至顺滑。有需要的话可以再加一点儿有机米浆（或有机豆浆），直至混合物稠度适中。

将混合物倒入冰棍模具，放入冰箱冷冻（可冷冻一整夜）。

角豆奇亚籽布丁

4 人份，准备时间 10 分钟（不含凝固的时间）

detox　gf　veg　s　a

　　角豆是一种健康的、不含咖啡因的巧克力替代品，它不含胺和水杨酸盐，并且富含一种名为没食子酸的单宁，其具有显著的抗过敏和抗氧化的特性。奇亚籽是具有抗炎作用的 omega-3 脂肪酸、膳食纤维和食物黏液的重要来源，奇亚籽遇到液体时会变成凝胶状，因此非常适合用于制作布丁。

原料

- 3/2 杯腰果奶（第 163 页）或有机豆浆或米浆
- 1/4 杯角豆粉
- 3 ～ 4 汤匙纯枫糖浆或大米麦芽糖浆（糙米糖浆）
- 3 克细钙粉（可选）
- 1/3 杯奇亚籽（sa）

做法

　　将腰果奶、角豆粉、纯枫糖浆或大米麦芽糖浆（糙米糖浆）、细钙粉放入食物料理机中，搅打至混合物顺滑。如有必要，可以品尝一下，然后调整甜度。

　　加入奇亚籽（如果你不喜欢食用完整的奇亚籽，也可以在第一步时就加入奇亚籽，将其打碎），拌匀。

　　倒入罐子或碗中，盖上盖子冷藏至凝固。

注意

　　如果你正在实行食物不耐受诊断方案，可以用西米代替奇亚籽，制成西米布丁。在平底锅中倒入腰果奶，加入西米，盖上锅盖小火煮 15 分钟或煮至西米半透明。取一个杯子，将角豆粉与 1 汤匙开水混合均匀，连同纯枫糖浆和细钙粉一起倒入平底锅中，搅拌均匀。出锅，倒入罐子中，冷藏至凝固。

　　不要使用巧克力、可可粉或可可豆，因为它们富含咖啡因和脂肪，会刺激皮肤，使皮肤更加干燥，还会加重湿疹。

　　食用奇亚籽后请饮用一杯纯净水，因为它们会在体内吸收大量水分。

木瓜冰激凌

detox gf veg a

2 人份，准备时间 5 分钟（不含冷冻的时间）

半个中等大小的木瓜可为人体提供每日所需的足量的维生素 C，以及一定量的叶酸、β – 胡萝卜素、镁和维生素 B_5，有助于保持皮肤清透。木瓜还是一种助消化剂，能够促进肠道菌群健康。这是一款香味浓郁、口感顺滑的冰品。

原料

- 1 个中等大小的木瓜（a）
- 1 汤匙纯枫糖浆或大米麦芽糖浆（糙米糖浆，可选）
- 1 汤匙米浆或腰果奶（第 163 页）

做法

木瓜去皮、去籽，切成小块，预先冷冻一整夜。

将冷冻的木瓜块放入食物料理机中，加入纯枫糖浆或大米麦芽糖浆（糙米糖浆）、米浆或腰果奶，中速搅打。

把食物料理机内壁上的果泥刮下来，再次搅打。

以中速（而非高速）搅打几分钟，应该不需要额外添加米浆或腰果奶，但有需要的话，你可以多加 1 汤匙米浆或腰果奶。搅打完成后的混合物应该呈软软的冰沙状——如果你想让它变硬，可以放在冰箱里冷冻 1 小时或更长时间。做好后立即食用，吃剩的可以放入冰棍模具中冷冻，可保存 2 ~ 3 天。

香蕉冰激凌

2 人份，准备时间 5 分钟（不含冷冻的时间）

detox　gf　veg　a

原料

- 2 根成熟的大香蕉（a）
- 1 汤匙米浆或腰果奶（第 163 页）
- 1 汤匙纯枫糖浆或大米麦芽糖浆
  （糙米糖浆，可选）

做法

　　香蕉去皮、切小块，预先冷冻一整夜。

　　将冷冻的香蕉放入食物料理机中，加入纯枫糖浆或大米麦芽糖浆（糙米糖浆）、米浆或腰果奶，中速搅打。

　　把食物料理机内壁上的果泥刮下来，再次搅打。

　　以中速（而非高速）搅打几分钟，应该不需要额外添加米浆或腰果奶，但有需要的话，你可以多加 1 汤匙米浆或腰果奶。米浆或腰果奶不要过量，否则会太稀（如果发生这种情况，请将它们放入冰箱冷冻约 20 分钟）。搅打完成后的混合物应该呈软软的冰沙状——如果你想让它变硬，可以放在冰箱里冷冻 1 小时或更长时间。做好后立即食用，吃剩的可以放入冰棍模具中冷冻，可保存 1 ~ 2 天。

　　这款健康的冰品十分可口，而且不含乳制品、小麦、大豆、水杨酸盐和可能致敏的几乎所有东西（香蕉除外，它含有胺）。提前一天准备，将香蕉去皮、切成小块，装入密封容器，放入冰箱冷冻。请使用普通香蕉，而非泰国皇帝蕉，因为它们富含水杨酸盐。

第十四章
水杨酸盐测试适用食谱

以下是一个"高水平水杨酸盐"测试食谱，你可以用它来测试自己对水杨酸盐的敏感度（在食物不耐受诊断方案的第 4 周），以及一些你可以尝试的测试食物列表。如果你已经知道自己对水杨酸盐高度敏感，请不要做这项测试以及尝试这些食物。

高水平水杨酸盐食物

以下是可用于测试你对水杨酸盐敏感度的食物，它们含高水平的水杨酸盐但不含胺或谷氨酸盐。

水果	蔬菜	芳香植物或香料
苹果、杏、蓝莓、樱桃、哈密瓜、番石榴、荔枝、甜瓜、油桃、石榴、西瓜	苜蓿芽、洋蓟、甜椒、菊苣、黄瓜、苦苣、洋葱、菱角、西洋菜、西葫芦	香叶、香菜、薄荷、迷迭香，八角、葛缕子、小豆蔻、肉桂、丁香、生姜、肉豆蔻衣、肉豆蔻、辣椒粉、胡椒、姜黄

如何选购石榴和剥石榴

在购买石榴时，请选择质地结实，表皮紧实且没有褶皱、腐斑或软斑的沉甸甸的石榴。剥石榴最简单的方法是将石榴浸入水中剥，这样石榴粒会沉到水底，而白色的髓会浮到水面上，还不会将手染红。

①把石榴放入一碗水中，用一把锋利的水果刀去掉石榴的顶部：可以直接从石榴顶部沿着嵴削掉一块厚约 0.5 厘米的皮，也可以用刀划 4 次，切下一个方形的"盖子"。

②取下的石榴顶部的所有石榴粒，放入水中。

③注意石榴内部是由白色的髓形成的楔形结构。沿着天然的楔形线条的走向浅浅地划开石榴皮——大约划5刀。

④沿划痕剥开石榴，在水中轻轻取出石榴粒。

⑤去除漂浮在水面上的白色的髓，挑除损坏、变色或发白的石榴粒，然后将剩余的石榴粒捞出并沥干。

藜麦石榴沙拉

gf　veg　ss

主菜2份（或小菜4份），准备时间20分钟，烹饪时间15分钟

这款富含抗氧化剂的沙拉是一道经典的晚宴菜肴，口感细致。注意，石榴、特级初榨橄榄油和薄荷叶含有较高水平的水杨酸盐（标有"ss"）。你也可以在这款沙拉中加入枫糖酱（第129页）。

原料

- 1杯红藜麦或白藜麦
- 适量纯净水
- 1个大石榴（ss）
- 优质海盐（根据口味添加）
- 2茶匙特级初榨橄榄油（ss）或欧芹油（第128页）
- 1/2杯生腰果（切碎）
- 1杯薄荷叶碎（ss）

做法

用水将藜麦冲洗干净后放入平底锅中，加入纯净水，盖上锅盖大火煮沸，然后转小火焖12～15分钟或焖至藜麦变软。

与此同时，剥一杯石榴粒（方法见第193页）。

藜麦煮熟后捞出，沥干水分，冷却后放入一个碗中，淋上橄榄油或欧芹油，加入石榴粒、生腰果碎和薄荷叶碎，轻轻搅拌均匀。

参考资料

第一章 食物也会"咬人"：什么是化学物质不耐受？

1.Settipane G A.History of Aspirin Intolerance[J].Allergy and Asthma Proceedings,2006,11(5):251-252.

2.Feingold B F.Hyperkinesis and learning disabilities linked to artificial food flavors and colors[J].American Journal of Nursing,1975,75(5):797-803.

3.Warin R P, Smith R J.Challenge test battery in chronic urticaria[J]. British Journal of Dermatology,1976,94(4):401-406.

4.Williams G D,et al.Salicylate intoxication from teething gel in infancy[J].Med J Aust,2011,194(3):146-148.

5.Onyema O O, Farombi E O, Emerole G O,et al.Effect of vitamin E on monosodium glutamate induced hepatotoxicity and oxidative stress in rats[J]. Indian Journal of Biochemistry and Biophysics,2006,43(1):20-24.

6.Cordain L,et al.Origins and evolution of the western diet: Health implications for the 21st century[J].American Journal of Clinical Nutrition,2005,81:341-354.

7.Gupta C,et al.Antioxidant and antimutagenic effect of quercetin against DEN induced hepatotoxicity in rat[J].Phytotherapy Research,2010,24(1):119-128.

8.Garc Roché M O.Effect of ascorbic acid on the hepatotoxicity due to the daily intake of nitrate, nitrite and dimethylamine[J].Food/Nahrung,2006,31(2):99-104.

9.Jerome J J, Dashman T, Newmark H,et al.Inhibition of amine-nitrite hepatotoxicity by α-toco-pherol[J]. Toxicology and Applied Pharmacology,1977,41(3):575-583.

10.Chung Y M,Kim B S,Kim N I, et al.Study of nutritional status, dietary patterns, and dietary quality of atopic dermatitis patients[J].Korean Journal of Nutrition,2005,38(6):419-431.

11.Sydenstricker V P,et al.Observations on the "egg white injury" in man and its cure with a biotin concentrate[J].Journal of the American Medical Association ,1942,118(14):199-200.

12.Pasmans S G,Preesman A H,Van Vloten W A.Pellagra (deficiëntie van vitamine B3 of van het aminozuur tryptofaan):A disease still extant in the Netherlands[J]. Ned Tijdschr Geneeskd,1998,142(33):1880-1882.

13.Uenishi T,Sugiura H,Uehara M.Role of foods in irregular aggravation of atopic dermatitis[J].Journal of Dermatology,2003,30:91-97.

14.Micha R,Michas G,Mozaffarian D.Unprocessed red and processed meats and risk of coronary artery disease and type 2 diabetes: An updated review of the evidence[J].Current atherosclerosis reports,2012,14(6):15-24.

15.Sydenstricker V P,et al.Observations on the "egg white injury" in man and its cure with a biotin concentrate[J].Journal of the American Medical Association,1942,118(14):199-200.

16.Oracz J,Nebesny E.Influence of roasting conditions on the biogenic amine content in cocoa beans of different Theobroma cacao Cultivars[J].Food Research International,2014,118(14):1-10.

17. Isolauri E,Turjanmaa K.Combined skin prick and patch testing enhances identification of food allergy in infants with atopic dermatitis[J].Journal of Allergy and Clinical Immunology,1996,97(1):9-15.

第三章 在开始之前

Maintz L,Novak N.Histamine and histamine intolerance[J].American Journal of Clinical Nutrition,2007,85(5):1185-1196.

第四章 选择合适的方案

1.Beath S V.Hepatic function and physiology in the newborn[J].Seminars in Neonatology,2003,8(5):337–346.

2.Kimata H.Prevalence of fatty liver in nonobese Japanese children with atopic dermatitis[J].Indian Pediatrics,2005,42(6):587.

3.Fibrous degeneration of connective tissue caused by excessive acidity in the body[J].Mosby's Medical Dictionary, 10th edition, 2017.

4.Brocard A,Quereux G,Moyse D,et al.Localized scleroderma and zinc: A pilot study[J]. European Journal of Dermatology, 2010,20(2):172-174.

5. Namazi M R,Leok G C.Vitiligo and diet: A theoretical molecular approach with practical implications[J].Indian Journal of Dermatology

Venereology Leprology,2009,75(2):116.

第五章 12 种有助于消除湿疹的食物

1.Zeisel S H,et al.Concentrations of choline-containing compounds and betaine in common foods[J].Journal of Nutrition,2003, 133(5):1302-1307.

2.Hix L, et al.Bioactive carotenoids: Potent antioxidants and regulators of gene expression[J]. Redox Report, 2004,9(4):181-191.

3. Khazdair M R ,et al.The effects of Crocus sativus (saffron) and its constituents on nervous system: A review[J].Avicenna Journal of Phytomedicine,2015,5(5):376.

第六章 其他有益的食物

1.Sausenthaler S ,et al.Margarine and butter consumption, eczema and allergic sensitization in children[J].Pediatric Allergy and Immunology,2006, 17(2):85-93.

2.Bolte G,et al. Margarine consumption and allergy in children[J].American Journal of Respiratory and Critical Care Medicine,2001,163:277-279.

3.Sausenthaler S,Koletzko S,Schaaf B ,et al.Maternal diet during pregnancy in relation to eczema and allergic sensitization in the offspring at 2 years of age[J].American Journal of Clinical Nutrition,2007, 85(2):530-537.

第七章 营养补充方案

1.Cabrini L, Bergami R, Fiorentini D,et al.Vitamin B6 deficiency affects antioxidant defences in rat liver and heart[J]. Iubmb Life, 2010, 46(4):689-697.

2.Marone G,Columbo M,Paulis A D,et al.Physiological concentrations of zinc inhibit the release of histamine from human basophils and lung mast cells[J]. Agents Actions,1986,18(1-2):103-106.

3.Spirt S D,Stahl W,Tronnier H, et al.Intervention with flaxseed and borage oil supplements modulates skin condition in women[J]. British Journal of Nutrition, 2009,101(03):440-445.

4.A.P, Simopoulos.The importance of the ratio of omega-6/omega-3 essential fatty acids[J]. Biomedicine & Pharmacotherapy, 2002,56(8):365-379.

5.Cheng,Gao,Zhang,et al.Taurine Induces Anti-Anxiety by Activating Strychnine-Sensitive Glycine Receptor in vivo[J].Annals of Nutrition and Metabolism, 2007, 51(4):379-386.

6.Y,Liu,M,et al.Taurine chloramine inhibits production of nitric oxide and prostaglandin E2 in activated C6 glioma cells by suppressing inducible nitric oxide synthase and cyclooxygenase-2 expression[J]. Molecular Brain Research,1998,59(2):189-195.

7.Gentile C L,Nivala A M,Gonzales J C,et al.Experimental evidence for therapeutic potential of taurine in the treatment of non-alcoholic fatty liver disease[J].Ajp Regulatory Integrative & Comparative Physiology,2011,301(6):R1710-R1722.

8. Kimata, Hajime.Prevalence of fatty liver in nonobese Japanese children with atopic dermatitis[J]. Indian Pediatrics, 2005,42(6):587.

9. Papaioannou R, Pfeiffer C C.Sulfite sensitivity-unrecognized threat: Is molybdenum deficiency the cause?[J]. Journal of Orthomolecular Psychiatry, 1984,13(2): 105-110.

10. Abumrad N N.Molybdenum — is it an essential trace metal? [J].Bulletin of the New York Academy of Medicine, 1984,60(2):163.

第八章 食物不耐受诊断方案

1.Manach C ,Scalbert A ,Morand C,et al.Polyphenols: food sources and bioavailability[J]. American Society for Nutrition,2004,79(5):727–747.

2.Serrano J ,Riitta Puupponen-Pimi, Dauer A,et al. Tannins: current knowledge of food sources, intake, bioavailability and biological effects[J]. Molecular Nutrition & Food Research, 2010, 53(S2):310–329.

3.Swain,Dutton,Truswell,et al. Salicylates in foods[J]. Journal of the American Dietetic Association,1985,85(8):950-960.

第九章 湿疹排毒方案

1.Serrano J,Riitta Puupponen-Pimi,Dauer A,et al.Tannins: current knowledge of food sources, intake, bioavailability and biological effects[J]. Molecular Nutrition & Food Research, 2010, 53(S2):310-329.

第十章 婴儿湿疹

Williams G D , Kirk E P , Wilson C J,et al. Salicylate intoxication from teething gel in infancy[J]. Medical Journal of Australia,2011, 194(3):146-148.

第十一章 常见问题和疑难解答

1.Erika,Isolauri, Kristiina,et al. Combined skin prick and patch testing enhances identification of food allergy in infants with atopic dermatitis[J]. Journal of Allergy and Clinical Immunology,1996, 97(1):9-15.

2.Truswell,A,Stewart,et al. Salicylates in foods[J]. Journal of the American Dietetic Association, 1985,85(8):850-960.

致　谢

　　我要感谢很多人对本书做出的贡献。首先我要感谢的是我的女儿艾娃，她是我研究湿疹最初的灵感来源，艾娃和杰克都是很棒（且非常诚实）的食谱测试者——书中所收录的所有食谱都是他们所喜欢的。其次是我的母亲，她给了我最大的支持，我对她给予我的爱和烹饪建议感激不尽。能和你们成为一家人真是太好了。

　　我多希望我在 10 年前就能出版这本书，但那时的我仍然有很多要学习的东西。在这里我要由衷地感谢我的患者们。如果没有他们，我不可能完成这本书。他们一次又一次地来复诊，直到"密码被破解"、他们独特的致敏食物被发现，正是这样的过程帮助我制订和完善了食物不耐受诊断方案。治疗湿疹的过程可能是非常艰难和令人沮丧的，所以我要感谢这些年来一直给我发电子邮件并在社交媒体上发表评论告诉我他们的湿疹已经痊愈了的每一个人，他们的故事常常让我泪流满面。我无法在这里列出他们所有人的名字，但我想特别感谢查莉·里乌在本书中分享自己治愈湿疹的历程，并通过我们在脸书上的支持小组帮助其他人，还要谢谢她分享的食谱（土豆大葱华夫饼的味道超级棒！）。感谢珍妮·沃森、莉齐·亨特、乔治·布罗斯（以及基斯和米丽安）、亚娜和所有分享他们成功故事的人，感谢安娜在本书中展示了她在实行低水杨酸盐饮食法前后皮肤状况的照片。

　　感谢我出色的团队成员萨莎和阿德里安·保罗、凯蒂和德布。我非常感谢凯蒂准备的食物和贡献的食谱（你们如果有机会一定要尝尝她的香蕉吐司），感谢萨莎和她的迷你测试团队对食谱的测试，以及德布对食谱的贡献（试试她的生菜卷吧！）。

　　感谢塞尔瓦·安东尼相信我的写作能力，感谢本尼、加雷思·圣约翰·托马斯以及艾格塞尔出版社团队能够出版这本书。感谢才华横溢的特蕾西·伊布斯将这本书设计得如此漂亮，还要感谢我的编辑安纽斯卡·琼斯和卡伦·吉——拥有熟知麸质不耐受知识和懂得健康知识的编辑我简直太幸运了！

衷心感谢昆士兰奇伦托夫人儿童医院的加理博士——感谢您多年来的支持和鼓励（我很高兴听说您表弟的湿疹痊愈了！）。

我还要感谢悉尼皇家阿尔弗雷德王子医院过敏科的研究人员，特别是苏特博士、劳博勒博士和斯温博士，感谢他们对水杨酸盐和胺的研究。感谢休·登盖特对食品添加剂的研究。

最后，我还要感谢你，我亲爱的读者，感谢你阅读这本书，感谢你对我的信任。我希望你的湿疹快点儿好起来，如果确实如此，请广而告之，让更多的人认识到可以通过调整饮食来治疗湿疹。

非常爱你们的卡伦

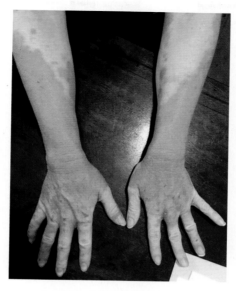

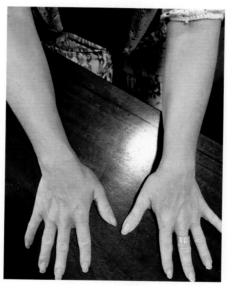

安娜：水杨酸盐不耐受引起的慢性湿疹。 照片
显示了她在实行本书中的低水杨酸盐饮食法前后的
皮肤变化。